Harald W. Tietze

Shivambu

Alle Ratschläge, Rezepte und Hinweise in diesem Buch wurden von Fachleuten sorgfältig erwogen und geprüft, doch kann keine Garantie oder Haftung für Auswirkungen und Folgeerscheinungen jeglicher Art übernommen werden. Bitte suchen Sie bei schwerwiegenden gesundheitlichen Problemen unbedingt Ihren Arzt oder Heilpraktiker auf, denn alle Therapievorschläge haben nur Beispielcharakter und müssen vom behandelnden Arzt an die jeweilige individuelle Situation angepaßt werden.

Harald W. Tietze

Shivambu

Urin - das heilige Wasser

mvg

Die Deutsche Bibliothek – CIP-Einheitsaufnahme

Tietze, Harald:
Shivambu : Urin – das heilige Wasser / Harald W. Tietze.
[Übertr. aus dem Amerikan. von Annemarie Pumpernig]. –
Landsberg am Lech : mvg-verl., 1997
(mvg-Paperbacks : 557)
Einheitssacht.: Urine – the holy water <dt.>
ISBN 3-478-08557-8
NE: GT

Das Papier dieses Buches wird möglichst umweltschonend hergestellt und enthält keine optischen Aufheller.

Titel der Originalausgabe: „Urine – The Holy Water“
Übertragen aus dem Amerikanischen von Annemarie Pumpernig.

Umschlaggestaltung: Schlotterer & Partner, München
Satz: Fotosatz Buck, Kumhausen
Druck- und Bindearbeiten: Elsnerdruck, Berlin
Printed in Germany 080 557/397402
ISBN 3-478-08557-8

Inhaltsverzeichnis

Vorwort 7

Einführung 13

Kapitel 1:
Die Geschichte des Heiligen Wassers 21
Urintherapie in der heutigen Zeit 29
Was ist Urin? 32
Anfangsprobleme 33
Placeboeffekt der Urintherapie? 36
Wie man mit der Therapie beginnt 38

Kapitel 2:
Techniken der Urintherapie 39
Die innere Anwendung 39
  Trinken 39
  Tropfen unter die Zunge 40
  Scheidenspülungen 42
  Ohrentropfen 42
  Klistiere 43
  Gurgeln und im Mund behalten 43
  Homöopathisch aufbereiteter Urin 44
  Injektionen 46
  Schnüffeln 47
Die äußere Anwendung 49
  Bäder 49
  Kompressen 51
  Massagen 51
  Einreibungen 53
Andere Anwendungen 54
  Lehmpackungen 54
  Erwärmter Urin 54

Gekochter Urin 54
Magnetisierter Urin 55
Farbgeladener Urin 55
Warnungen 56

Kapitel 3:
Wie funktioniert die Urintherapie? 65
Präventivtherapie? 70
Die Qualität Ihrer eigenen perfekten Medizin 72
Wichtige Inhaltsstoffe des Urins und ihre
Wirkungen 73
Die Dosierung 78
Das Gesundheitsfasten 80
Fremder Urin 82
Die Behandlung mit Urin – Beispiele 85
Kräutertees als unterstützende Behandlung 92

Kapitel 4:
Krankheiten und ihre allgemeine Behandlung ... 97
Urin für andere Verwendungszwecke 153
Helfen Sie der Forschung! 155

Bibliographie 157

Vorwort

Die Behandlung von Krankheiten mit Urin ist ein Thema, über das die wenigsten Leute gern reden. Nur jene, die ihr Leben der AUT (Autourotherapie oder Eigenharn-Therapie) verdanken, sprechen in der Öffentlichkeit gern über deren lebensrettende Wirkung und ihre Erfahrungen mit dieser Behandlungsform.

In den westlichen Ländern wird die Urintherapie fast ausnahmslos nur dann angewendet, wenn jede andere Behandlung versagt hat und in der Urintherapie die letzte Möglichkeit gesehen wird.

Die Gründe, warum ich zur Urintherapie kam, sind ein wenig anders gelagert. Als ich mein Buch *Water Medicine* schrieb, fügte ich auch ein Kapitel über Urintherapie ein. Zweck dieses Buches war es hauptsächlich, den Lesern die vielfältigen, einfachen Anwendungsmöglichkeiten von Wasser – Heiß- und Kaltwasser, Dampf, Eis usw. – zur Behandlung einer breiten Palette von Krankheiten näherzubringen. Ein weiterer Grund, warum ich *Water Medicine* schrieb, war, daß ich den berühmten Behandlungsmethoden von Pfarrer Sebastian Kneipp zu mehr Publizität verhelfen wollte. In einigen kurzen Kapiteln über die Energie des Wassers, die negativen und positiven Auswirkungen von unterirdischen Wasseradern auf unsere Gesundheit und das Züchten von Nahrungsorganismen mit Hilfe von Wasser und Sonnenlicht am Beispiel von Spirulina, versuchte ich, andere Möglichkeiten aufzuzeigen, wie wir gesundheitliche Defizite mit Wasser ausgleichen können. Der Vollständigkeit halber hatte ich beabsichtigt, auch ein kurzes Kapitel über Urintherapie zu schreiben. Gerade zu dieser Zeit gab mir ein Freund einen von Dr. David G. Williams verfaßten Artikel mit dem Titel *„Just when you think you heard it all, urine for another surprise“* (Wenn Sie meinen, schon alles zu kennen, gibt es noch eine Überraschung für Sie: Urin), veröffentlicht von Martin Holme Publishing in Ingram, USA. Ich fand diesen Artikel äußerst informativ und gut geschrieben, und so fragte ich den Autor, ob ich Teile davon in meinem Buch verwenden dürfe. Die Antwort, daß ich den Artikel entweder ungekürzt oder gar nicht abdrucken dürfe, überraschte mich. Da das Thema mir aber wichtig erschien, ergab es sich, daß ich selbst recherchieren mußte. So kam es, daß das Kapitel „Urintherapie" plötzlich viel mehr Seiten meines Buches *Water Medicine* umfaßte, als vorgesehen. Ich selbst hatte schon in meiner frühen Kindheit Erfahrungen mit der Urintherapie gesammelt. Ich kann mich noch erinnern, wie die Soldaten nach dem 2. Weltkrieg, als keine anderen Behandlungsmethoden zur Verfügung standen, über die Urintherapie sprachen, oder wie Kriegsgefangene, die aus russischen Kriegsgefangenenlagern entlassen wurden, sagten, sie hätten als Mittel gegen Blasen an den Füßen und als Erste-Hilfe-Maßnahme bei Verletzungen Urin getrunken.

Ich selbst wendete die Urintherapie in meiner Kindheit ein einziges Mal an, und zwar im Alter von 15 Jahren, als ich in den bayerischen Bergen mit Pferden arbeitete. Ich hatte eine Verletzung an meiner Hand, und der nächste Arzt war stundenweit entfernt. Der alte Pferdeführer riet mir, meine Wunde mit frischem Urin zu behandeln. Darauf reagierte ich – wie es wohl die meisten Menschen tun würden – ablehnend, indem ich sagte, daß dies wohl mehr Schaden verursachen würde als wenn ich gar nichts unternähme. Der alte Pferdeführer setzte mich unter Druck. Er würde böse und warnte mich, daß ich Tetanus bekommen könne, wenn ich seinem Rat nicht folgte. Meine blutende Hand und der starrköpfige alte Mann ließen mir schließlich keine andere Wahl, als die Wunde sofort mit Urin zu behandeln. Zu meiner Überraschung hörte die Blutung kurze Zeit später auf, und die Schmerzen verschwanden. Die Wunde infizierte sich nicht und verheilte sehr schnell.

Im vergangenen Winter reiste ich durch Australien, um Vorträge über das Brauen von Kombucha zu halten. Insgesamt hörten meine Vorträge etwa 5.000 Menschen, die eigentlich gekommen waren, um etwas über dieses Thema zu erfahren. Natürlich sprach ich bei jedem Vortrag auch kurz über meine anderen Bücher, um für sie zu werben – *Earthrays, Man Made Pollution* und *Water Medicine*. Wenn ich über *Water Medicine* sprach und dabei zu dem Kapitel über Urintherapie kam, beobachtete ich immer mit Vergnügen die Gesichter des Publikums. Natürlich, so versicherte ich den Leuten jedes Mal, hätte ich nicht die Absicht, aus gesunden Kombucha-Trinkern Urintrinker zu machen. Das Thema Eigenharn-Therapie erregte bei jedem Vortrag das lebhafte Interesse des Publikums, aber anders als bei den Themen Kombucha-Therapie, Wünschelruten und Wohnumgebung hörten die Leute nur zu, sprachen aber nicht über eigene Erfahrungen und stellten auch keine Fragen. Trotz der Tatsache, daß es nicht zu einem Meinungsaustausch darüber kam und obwohl es den Anschein hatte, als sei niemand besonders an der Urintherapie interessiert, schloß ich aus drei Hinweisen, daß dieses Thema größtes Interesse erregte. Erstens war es, während ich darüber sprach, mucksmäuschenstill im Saal. Man hätte eine Stecknadel fallen hören können, so gebannt und aufmerksam hörten alle zu. Zweitens konnte ich mich nach den offiziellen Vorträgen fast nicht retten vor Zuhörern, die mich umringten – die allermeisten davon machten Anmerkungen zur Urintherapie oder stellten mir Fragen darüber. Und drittens riefen viele Leute bei mir im Büro an und sagten, daß sie versucht hätten, nach dem Vortrag mit mir über ihre erfolgreichen Behandlungsversuche mit Urin zu sprechen, aber nicht zu mir durchgekommen wären.

Bei meinen Vorträgen scherzte ich oft damit, daß ich das öffentliche Schweigen beim Thema Urintherapie ansprach. Ich verglich die Verwendung von Kombucha in der täglichen

Ernährung und die Urintherapie, indem ich darauf hinwies, daß die meisten Leute es normal fänden, ihren Freunden als Zeichen der Freundschaft eine Flasche Kombucha-Getränk mitzubringen, daß aber wohl niemand auf die Idee käme, jemandem eine Flasche „Mittelstrahl-Morgenurin" als Präsent zu überreichen.

Es kam nur äußerst selten vor, daß jemand aufstand und öffentlich sagte, daß er eine bestimmte Krankheit mit Urintherapie behandelt und dabei Erfolg gehabt hätte. Ich finde dieses Verhalten zwar verständlich – aber was ist andererseits falsch daran, anderen von einer Behandlungsmethode zu erzählen, der die moderne Medizin nichts Vergleichbares entgegenzusetzen hat?

Ich schrieb *Water Medicine*, um für die Methode der Kneippschen Wassertherapie zu werben, bei der die in der westlichen Welt allgemein bekannte Hydrotherapie mit der Kräutertherapie kombiniert wird. Ich erwartete, daß sich mindestens 90 Prozent der Rückmeldungen auf dieses Buch auf die Hydro-Kräuter-Therapie beziehen würden. Nun liegt das Erscheinen von *Water Medicine* etwa ein Jahr zurück, und mir ist aufgefallen, daß sich die Leute zwar durchaus für die Wasserbehandlungen interessieren, daß sich aber der größte Teil der Rückmeldungen auf die Urintherapie bezieht.

Im Oktober des vergangenen Jahres fand ich das Buch *Urine Therapy* von Dr. Beatrice Bartnett als Geschenk in meiner Post. Jemand hatte es bei der australischen Distributorin, Tara Aich, für mich bestellt. Ich rief sie an und fragte sie, wer der Besteller sei, damit ich ihm danken könne. Das sagte sie mir leider nicht, aber statt dessen gab sie mir eine Menge anderer Informationen. Erstens ist Tara Aich selbst Urintherapeutin und heilte sich mit dieser Methode selbst von einer Krebserkrankung, worüber wir weiter hinten in diesem Buch noch Genaueres erfahren werden. Zweitens erfuhr ich, daß im Februar 1996 in Goa, Indien, eine Weltkonferenz über Urintherapie abgehalten werden sollte. Binnen

Sekunden war mir klar, daß ich mehr über Urintherapie erfahren wollte, und ich wußte, daß ich nach Indien fahren müßte. Da ich ohnehin geplant hatte, ein Buch über Urintherapie zu schreiben, war das die beste Möglichkeit, neben dem Feedback, das ich bis dahin vor allem bei meinen Vorträgen erhalten hatte, noch mehr aktuelle Informationen zu bekommen und vielleicht auch einige wissenschaftliche Hintergrundfakten in Erfahrung zu bringen.

Als ich vor zwölf Jahren begann, Heilkräuter zu pflanzen, nannten mich die Leute den Hexendoktor. Als Jahre später mein Kombucha-Buch erschien, nannten sie mich den Kombucha-Mann, und nun frage ich mich, welchen schmückenden Beinamen mir mein Buch über Urintherapie wohl bescheren wird …

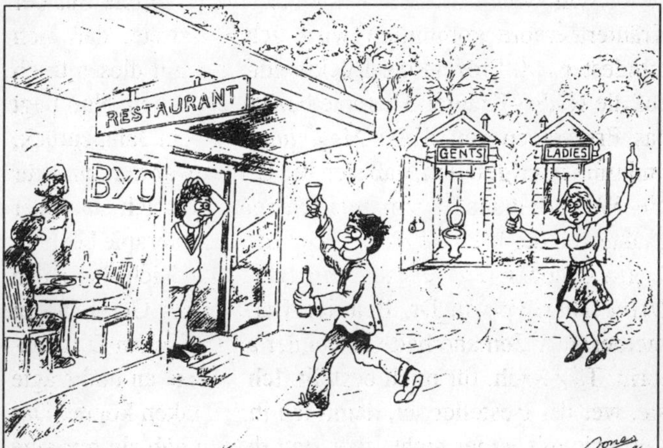

In Australien gibt es sogenannte BYO-Restaurants (BYO = bring your own), in denen man zwar keinen Alkohol kaufen kann, ihn aber selbst mitbringen darf.
Würden diese Restaurants wohl eine Gebühr verrechnen, wenn die Gäste ihr „Getränk" selbst mitbringen ... wie es der Karikaturist Antony Jones sieht?

Einführung

Die Urintherapie ist eine der ältesten Therapieformen überhaupt. Sie ist immer und für jeden verfügbar, und, was in unserer Zeit ebenfalls von Bedeutung ist, sie ist kostenlos.

Obwohl unser eigener Urin in vielen Fällen selbst für die schwersten Krankheiten die maßgeschneiderte Medizin ist, obwohl er steril und nicht toxisch ist, finden die meisten Menschen der modernen westlichen Welt eine Behandlung mit Urin mehr als befremdlich. Das ist ganz normal und verständlich, wenn man bedenkt, wie wir erzogen werden – oder auch nicht. Die Urintherapie ist ungeheuer wirkungsvoll, vielleicht die wirkungsvollste Behandlungsmethode überhaupt, die dem Menschen „unmittelbar" zur Verfügung steht. Die Tatsache, daß die Urinbehandlung jedem jederzeit gratis und rezeptfrei zur Verfügung steht und darüber hinaus keine Nebenwirkungen hat, macht sie besonders verdächtig. Warum? Nun, wenn etwas gratis und für jeden zugänglich ist, so bedeutet das, daß – zumindest in den westlichen Ländern – niemand die Leute darüber informiert und niemand dafür wirbt. Information kostet in unserer freien westlichen Welt Geld, und wenn es kein Produkt zu verkaufen gibt, ist niemand daran interessiert, den Leuten Gratis-Behandlungsmethoden aufzuzeigen. Die einflußreichen Medien interessieren sich nicht besonders für Gratisprodukte; anstatt den Leuten Hilfe und Lösungen anzubieten, widmen sie ihre Textseiten und ihre Sendezeit viel lieber Berichten über Gewalt und andere negative Ereignisse.

Die Urintherapie ist eine der ältesten traditionellen Heilmethoden der Welt. Natürlich gibt es verschiedene Methoden zur Heilung einer bestimmten Krankheit, aber das Beste wäre es, das Auftreten einer schweren Krankheit von vornherein zu verhindern.

Wenn man eine Krankheit behandeln will, muß man zuerst herausfinden, worin ihre Ursachen liegen, wie zum Beispiel in Streß, in der Ernährung oder in der häuslichen Umgebung. Eine Krankheit zu behandeln, ohne ihre Ursache zu beseitigen, ist, als schlüge man sich mit einem Hammer auf den Kopf und nähme dann Schmerzmittel ein. Wenn Sie sich nicht mit dem Hammer auf den Kopf schlagen, brauchen Sie auch keine Schmerzmittel.

Ich weiß sehr gut, daß es in unserer Zeit nahezu unmöglich ist, der Umweltbelastung zu entkommen (sie ist übrigens in unserem eigenen Heim weit höher als die globale Umweltbelastung) und toxische Lebensmittel, verschmutzte Luft, Streß in der Familie und am Arbeitsplatz, Lärm und so weiter zu vermeiden. Der Urin scheint eine Antwort auf die Probleme der Vergangenheit, der Gegenwart und aller Wahrscheinlichkeit nach auch der Zukunft zu sein, und in Katastrophenzeiten könnte er sich als das reinste verfügbare Getränk überhaupt erweisen. Während des neuntägigen Kriegs in Jordanien riet die arabische Schwesterorganisation des Roten Kreuzes, der Rote Halbmond, den Leuten per Rundfunkdurchsage, das verschmutzte Wasser zu meiden. Die Organisation bot als einzige Alternative an, gegen den Durst den eigenen Urin zu trinken, und versicherte den Leuten, daß sie dadurch keinen Schaden nehmen würden.

Obwohl die Erfolge der Urintherapie in vielen Publikationen veröffentlicht wurden und in den Kreisen der Mediziner durchaus bekannt sind, wird diese Form der Therapie offiziell einfach ignoriert. Es gibt in der westlichen Welt nur wenige Ärzte, die die Urintherapie anwenden und ihren Patienten den eigenen Urin injizieren. Ich möchte zu gerne wissen, wieviel es die Regierungen der westlichen Länder kostet, Krankheiten wie Allergien oder Psoriasis – ohne Erfolg – zu behandeln. Warum geben diese Regierungen Millionen oder sogar Milliarden Dollar für medizinische Behandlungen aus, die nachgewiesenermaßen erfolglos sind, wo es doch eine andere, kostenlose Therapieform gibt, die nachweislich wirksam ist? Ignoranz, Fehlinformationen und die Jagd nach Geld behindern die Verbreitung der Urintherapie in den westlichen Ländern. Nur langsam beginnen die Leute eigenständig zu denken, wie zum Beispiel in Deutschland, wo die Urintherapie bereits von mehr als 5 Millionen Menschen angewendet wird. Kann es ein Zufall sein, daß es heißt, Deutschland sei das Land mit den wenigsten Rückfällen nach Krebserkrankungen?

Ein Problem im Zusammenhang mit der Urintherapie ist noch nicht zutage getreten, aber es ist nur eine Frage der Zeit, bis es das tun wird. Wie bei anderen wirkungsvollen traditionellen Behandlungsformen, die heute wieder in Mode kommen, kann es als sicher gelten, daß einige „unfehlbare" Experten, tatkräftig unterstützt von der Pharmaindustrie, negative Auswirkungen der Urintherapie bei ein oder zwei Patienten feststellen und den Rest der Welt vor dieser Form der Therapie warnen werden. Lassen Sie mich das anhand eines Falls im Zusammenhang mit Kombucha (einem heilenden Hefepilz) illustrieren. Kombucha ist den Menschen wahrscheinlich seit mehreren tausend Jahren bekannt, aber seit wann genau, weiß niemand zu sagen. Es wurde nie über einen Fall berichtet, bei dem die Einnahme von Kombucha unerwünschte Nebenwirkungen verursacht hätte. Ganz im Gegenteil – Millionen Menschen, vor allem in den osteuropäischen Ländern und in Teilen Asiens, verwenden Kombucha als täglichen Bestandteil ihrer normalen Ernährung. Auch in den westlichen Ländern trinken Millionen von Menschen täglich Kombucha. Mir liegen Briefe aus aller Welt vor, deren Schreiber davon schwärmen, wie sehr ihnen Kombucha geholfen hat. Manche versuchten zwischen zwei Wochen und zwanzig Jahre lang, mit ärztlicher Behandlung einen Heilerfolg zu erreichen, aber vergeblich. Als sie begannen, Kombucha zu trinken, verschwand das Problem plötzlich von selbst. Mir war immer klar, daß Kombucha unter bestimmten Umständen unangenehme Nebenwirkungen haben kann. Auf der Welt gibt es eben kein Licht ohne Schatten. Alle mir bekannten Nebenwirkungen, auch jene, über die mir nur mündlich berichtet wurde, stellte ich in dem Buch den positiven Wirkungen gegenüber, wobei ich nur diejenigen anführte, über die mir schriftlich berichtet wurde. Plötzlich, im Jahr 1995, verbreitete sich wie ein Lauffeuer die Nachricht, daß Kombucha töten könne. Ein Arzt aus Queensland warnte im Fernsehen (Channel 10) vor diesem gefährlichen Getränk namens Kombucha.

Ich versuchte, den Arzt über den Fernsehkanal zu kontaktieren, jedoch erfolglos. Über eine anderen Quelle fand ich heraus, daß die von ihm präsentierten Informationen aus dem Internet stammten, ohne daß er sie weiter untersucht hätte. Wir alle wissen, daß jedermann Informationen im Internet plazieren kann, ganz gleich, ob sie richtig oder falsch sind. Die Printmedien griffen das Thema sofort gierig auf und berichteten, daß in Amerika zwei Menschen nach dem Genuß von Kombucha-Tee gestorben seien. Es sollte bis zum März 1996 dauern, bis ich nähere Einzelheiten über die beiden Fälle in Erfahrung bringen konnte. Ich schrieb an alle Zeitungen, die über die Fälle berichtet hatten, an alle Ärzte, die sie kommentiert hatten, aber ich erhielt zusätzliche Informationen erst, als das neuseeländische Gesundheitsministerium ebenfalls vor dem Genuß von Kombucha warnte. Ich erhielt von dort Kopien eines Buches (dessen Autor und Verlag darin nicht erwähnt waren), in dem die beiden Fallstudien, bei denen Probleme mit Kombucha aufgetreten waren, erwähnt wurden. Ein Fall war der einer Frau, die am 1. April 1995 ins Krankenhaus aufgenommen worden war. Was war passiert? In kurzen Worten das Folgende: Sie hatte eine Stunde vor ihrem Tod ein Glas Kombucha zu sich genommen und dabei schon einige vom üblichen abweichende Werte. Als die Todesursache untersucht wurde, stellte man fest, daß zu diesen abweichenden Werten auch ein besonders hoher Milchsäurespiegel zählte. Die Frau starb am 3. April. Eine weitere Frau von 48 Jahren, die in der selben Stadt lebte, wurde nur eine Woche später wegen Kurzatmigkeit ins Krankenhaus eingeliefert. Blutproben ergaben auch in ihrem Fall abweichende Werte, darunter einen erhöhten Milchsäurespiegel. Sie erlitt ebenfalls einen Herzstillstand, wurde aber wiederbelebt und stabilisiert und am 13. April aus dem Krankenhaus entlassen.

Der Bericht ist zwar sehr detailliert, beschreibt aber nicht, welche Art von Kombucha verwendet wurde. Einige Gesundheitsbehörden, darunter die mächtige amerikanische Food and Drug Administration, untersuchten Kombucha und sogar Proben des von den beiden Patientinnen verwendeten Tees, aber es konnten keine bekannten Humanpathogene oder toxinproduzierenden Organismen festgestellt werden. Im September 1995 bestätigte Brad Stone (Interview mit Seattle Times) von FDA (Gesundheitsbehörde der USA), daß der Tod der Frau in keinem Zusammenhang mit Kombucha stehe. Trotzdem hat sich die ursprünglich schlechte Nachricht schnell auf der Welt verbreitet. Ich erhielt aufgrund dieses Vorfalls Tausende von Anrufen und Briefen.

Haben Sie je von spezifischen Nebenwirkungen bestimmter Arzneimittel gehört oder von den Risiken, die mit einem Krankenhausaufenthalt oder der Einnahme rezeptfreier Schmerzmittel verbunden sein können? Wann haben Sie zum letzten Mal ein Interview mit einem Arzt über die negativen Wirkungen der modernen Medizin im Fernsehen gesehen oder in einer Zeitschrift gelesen? Solche Interviews gibt es nicht? Nach einer Studie des australischen Gesundheitsministeriums über die Betreuung in australischen Krankenhäusern sterben in Australien mit einer Gesamtbevölkerung von nur 17 Millionen Menschen etwa 14.000 aufgrund von Fehlern, die im Krankenhaus passieren. Dies ist die offizielle Zahl, und man fragt sich unweigerlich, wie hoch die Dunkelziffer ist. Die Studie ergab, daß diese Todesfälle aus vermeidbaren Fehlern von Fehldiagnosen bis hin zur Verabreichung von falschen Medikamenten resultieren. Aber nicht jeder, bei dem eine falsche Diagnose gestellt wird oder der das falsche Medikament erhält, stirbt. Die Studie ergab darüber hinaus, daß zwischen 25.000 und 30.000 Australier infolge von medizinischen Fehlern bleibende Schäden davontragen. Die Forscher der Universitäten von Newcastle und Adelaide stellten fest, daß 16 Prozent aller Krankenhauspatienten Opfer eines medizinischen Fehlers wurden. Von diesen Fehlern entfielen 49 Prozent auf die Chirurgie, 21 Prozent hatten mit der Anästhesie zu tun, 13 Prozent waren auf falsche Diagnosen und zehn Prozent auf die medizinischen Apparaturen zurückzuführen. Es gibt keine Behandlung ohne Nebenwirkungen, aber was würde geschehen, wenn die traditionellen Behandlungsmethoden dieselben Ergebnisse brächten? Was, wenn 16 Prozent aller Menschen, die sich einer traditionellen Behandlung unterziehen, mit negativen Auswirkungen, bleibenden Schäden oder mit dem Tod rechnen müßten, wie das in den australischen Krankenhäusern der Fall ist?

Das australische Gesundheitssystem ist angeblich eines der besten der Welt. Ich frage mich also, wie diese Zahlen in anderen Ländern aussehen. Sie stammen nur aus öffentlichen Krankenhäusern, und wenn sie auch in privaten Krankenhäusern erhoben würden, dann würde sich zeigen, daß 1992 insgesamt 230.000 australische Krankenhauspatienten eine vermeidbare Nebenwirkung in Kauf nehmen mußten.

Nicht berücksichtigt sind hier die langfristigen Nebenwirkungen von Arzneimitteln, die die Menschen einnehmen, und die Folgen von medizinischen Irrtümern, die nicht im Krankenhausbereich liegen. Wenn man da nachzurechnen beginnt, kann einem angst und bange werden.

Vielleicht fragen Sie sich, warum ich mich in meinem Buch über Urin so detailliert mit den Berichten über negative Vorkommnisse befasse, wenn es doch offensichtlich bei der Urintherapie keine Probleme gibt. Nun, aufgrund dieser Medienberichte über Kombucha habe ich Monate am Telefon und beim Briefeschreiben verbracht. Ich möchte nichts weiter erreichen, als daß Sie eigenständig zu denken beginnen. Wenn Sie in den Medien eines Tages Berichte über mögliche Nebenwirkungen der Urintherapie hören, dann bilden Sie sich Ihre Meinung selbst und rücken die Berichte in die richtige Perspektive. Bitte schreiben Sie an die Verfasser der Berichte, die Ärzte oder wen auch immer und bitten sie um die tatsächlichen Informationen anstelle von dem, was sich irgendjemand darüber zusammengereimt hat. Ich habe an mehrere Ärzte geschrieben, die sich öffentlich über das Thema Kombucha geäußert haben, aber bis jetzt hat mir noch keiner geantwortet.

Wenn Sie der erste Mensch der Welt sind, der ein Opfer von Nebenwirkungen der Urintherapie wird, schreiben Sie mir bitte, damit ich Ihre Erfahrungen veröffentlichen kann. Dasselbe tue ich auch bei anderen Themen, über die ich schreibe, wie zum Beispiel Kombucha, Wassermedizin, Spirulina, Kefir und so weiter, weil ich davon überzeugt bin, daß es etwas Unlauteres ist, Informationen zurückzuhalten.

Wir leben in einer Zeit der Kommunikation via Fernsehen, Radio, Zeitungen, Magazinen, Internet, Fax und ähnlichem mehr. Wenn wir uns davon nicht überwältigen lassen wollen, *müssen wir lernen, eigenständig zu denken.* Nur Sie selbst können dafür sorgen, daß Sie gesund und glücklich sind – andere können Sie dabei nur unterstützen. Sie müssen Ihren Weg selbst gehen.

„Die Krankheit zu heilen heißt den Patienten zu töten.“

Francis Bacon

Kapitel 1: Die Geschichte des Heiligen Wassers

Wenn die Menschen in den westlichen Ländern von Heiligem Wasser sprechen, assoziieren sie damit meist das Weihwasser bestimmter christlicher Kirchen, vor allem der Römisch-Katholischen Kirche, wo das Heilige Wasser vom Papst, einem Bischof oder einem Priester gesegnet wird. Die zeremonielle Verwendung des Wassers ist ein Symbol der Reinigung und der Läuterung. Wasser ist ein Symbol für den Segen Gottes.

Die religiöse Anwendung der Urintherapie in Indien ist in den etwa 5.000 Jahre alten Schriften des *Damar Tantra* gut dokumentiert. In einem Teil der Schrift wird das Trinken von Urin zur Verjüngung des Körpers genau beschrieben. Die direkte Übersetzung des Wortes Shivambu lautet „Heiliges Wasser". *Shiva* ist ein indischer Gott, ambu bedeutet Wasser. Ein anderes indisches Wort für Urin ist *„amaroli"*, das in der Übersetzung Gottes Nektar oder Unsterblichkeit bedeutet.

Der alte Text beschreibt in 107 Versen detailliert die Verwendung von Shivambu. Ich habe mich entschlossen, in diesem Buch nicht alle Verse abzudrucken, sondern mich auf einige wenige zu beschränken. Sie erhalten jedoch den gesamten Shivambu-Text kostenlos, wenn Sie ihn bei dem auf der letzten Seite genannten Informationsdienst anfordern.

Es folgen einige Verse, in denen erzählt wird, wie der Gott Shiva seine Frau Parvati über die Urintherapie belehrt. Ich habe sie Coen van der Kroons Buch „Die goldene Fontäne" entnommen.

Verse 1–4:
Oh Parvati! (Gott Shiva spricht zu seiner Frau Parvati). Jene, die diese Praktik anwenden, können die Früchte ihrer Meditation und dieser Methode genießen. Dazu werden neben bestimmten Utensilien bestimmte Handlungen empfohlen. Das Shivambu muß aus einem Gefäß getrunken werden, das aus Gold, Silber, Kupfer, Messing, Eisen, Zinn, Glas, Steingut, Bambus, Knochen oder Leder hergestellt ist, oder aus einem Becher aus Bananenblättern.

Der Urin sollte in einem Gefäß aus einem der oben genannten Materialien gesammelt und getrunken werden. Gefäße aus Steingut eignen sich jedoch am besten.

Vers 5:
Wer diese Therapie anwendet, soll scharfe und salzige Zutaten in seiner Ernährung vermeiden. Er soll sich nicht überanstrengen und eine ausgewogene und leichte Diät einhalten, am Boden schlafen und seine Sinne im Zaum halten.

Vers 9:
Shivambu ist ein göttlicher Nektar! Es kann die Beschwerden des Alters vertreiben und verschiedene Arten von Krankheiten und Leiden heilen. Der Anwender soll zuerst seinen Urin zu sich nehmen und dann mit seiner Meditation beginnen.

Vers 10:
Nach dem Aufstehen sollen Gesicht und Mund mit Wasser gespült werden. Danach soll der eigene Urin willig und freudig getrunken werden. Damit werden alle Leiden ab Geburt vollkommen geheilt.

Die Verse 11–21 erzählen, wie sich der Körper verändert, wenn täglich Urintherapie durchgeführt wird, von der Erlangung eines reinen Körpers nach einem Monat bis hin zum *unsterblichen Menschen,* der den Organen seines Körpers lauschen und von keinem Gift getötet werden kann.

Vers 11:
Wenn diese Methode einen Monat lang angewendet wird, wird der Körper von innen gereinigt. Wenn der Anwender zwei Monate lang Urin trinkt, werden seine Sinne angeregt und energetisiert.

Vers 12:
Wenn diese Methode drei Monate lang angewendet wird, verschwinden alle Leiden, und alle Sorgen lösen sich in Nichts auf. Wenn sie fünf Monate lang befolgt wird, wird der Anwender vollkommen gesund und bekommt den göttlichen Blick.

Vers 13:
Wenn diese Therapie sechs Monate lang angewendet wird, erwirbt der Anwender eine außergewöhnliche Intelligenz. Nach sieben Monaten wird er ungeheuer stark.

Vers 14:
Nach acht Monaten erhält der menschliche Körper einen göttlichen Glanz wie von schimmerndem Gold, der ihn nicht mehr verläßt. Nach neun Monaten ununterbrochener Anwendung verschwinden Tuberkulose und Lepra.

Vers 15:
Nach zehn Monaten kontinuierlicher Anwendung wird der Anwender zu einem Hort des Glanzes und der Strahlkraft. Nach elf Monaten wird er innen und außen rein.

Vers 16:
Nach einem Jahr kontinuierlicher Anwendung strahlt der Anwender wie die Sonne. Nach zwei Jahren ist er in der Lage, das Element Erde zu überwinden.

Vers 17:
Nach drei Jahren dieser Therapie ist der Anwender in der Lage, das Element Wasser zu meistern. Nach vier Jahren meistert er mit Sicherheit das Element der göttlichen Strahlkraft.

Vers 18:
Nach fünf Jahren ist der Anwender in der Lage, das Element Luft zu überwinden. Nach siebenjähriger Anwendung ist er in der Lage, sein Ego zu besiegen.

Vers 19:
Nach achtjähriger Arbeit mit dieser Methode kann der Anwender alle fünf wichtigen Elemente des Universums überwinden. Nach neunjähriger Anwendung ist er unsterblich.

Vers 20:
Nach zehn Jahren kann der Anwender mit Leichtigkeit in der Luft schweben. Nach elf Jahren ist er in der Lage, den Bewegungen der inneren Körperorgane zu lauschen.

Vers 21:
Nach zwölf Jahren hat der Anwender ein Leben so lang wie das des Mondes und der Sterne. Gefährliche Tiere können ihm nichts anhaben, und das Gift der Schlange kann ihn nicht töten. Er schwimmt auf dem Wasser gleich einem Stück Holz, und er kann niemals ertrinken.

In einigen Versen wird auch das Mischen von Shivambu mit anderen Substanzen erwähnt:

Vers 27:
Die Beigabe von Pfeffer, terminalia belavica, terminalia chebula zu Shivambu verleiht dem Menschen göttlichen Glanz und Strahlkraft.

Vers 28 und 29:
Der Extrakt von Glimmer und Sulfur soll in Shivambu aufgelöst und regelmäßig eingenommen werden. So werden Wassersucht und Rheumatismus geheilt. Der Mensch wird stark und erlangt eine göttliche Strahlkraft. Er genießt ein langes Leben und kann dem Tod die Stirn bieten.

Der alte Text bezieht sich auch darauf, daß der Urin, wenn er gekocht und in konzentrierter Form verwendet wird, eventuell Nebenwirkungen hat. Weitere Shivambu-Verse finden Sie im Kapitel *Krankheiten und ihre allgemeine Behandlung*.

Sogar in der Bibel gibt es Hinweise auf die Urintherapie: „Trink Wasser aus deiner eigenen Zisterne, und nur was aus deinem eigenen Brunnen quillt." (Buch der Sprichwörter, 5;15). Manche gehen noch weiter und übersetzen eine andere Textstelle in der Bibel dahingehend, daß in der ursprünglichen Textstelle Urintherapie gemeint war. Wenn Sie hier weitere Nachforschungen anstellen wollen, empfehle ich Ihnen, das Buch von Immanu-El Adiv „On the Spiritual Aspects of Urine" (Immanu-El, Jerusalem, Israel) zu lesen.

Es ist sehr wahrscheinlich, daß die Urintherapie durch die gesamte Geschichte hindurch von allen Kulturen der Welt angewendet wurde.

Frau S.W., eine Maori-Frau, erzählte mir, daß Urin von den Maori in Neuseeland seit jeher zu Heilungszwecken verwendet wird. Die wichtigste Anwendung ist die als Abführmittel. Urin wird aber auch gegen Komplikationen nach der Geburt, bei Halsentzündungen mit dem Namen *Puku,* bei Augeninfektionen und bestimmten Hautinfektionen angewendet. Für diese Zwecke wird morgens ein Glas davon eingenommen.

Ägypter und Zigeuner verwendeten den Urin ebenfalls als Medizin. Die Eskimos dagegen benutzten ihn nicht nur als Medizin, sondern auch als Shampoo, das dem Haar besonderen Glanz und zusätzliche Spannkraft verlieh.

Die australischen Aborigines verwendeten den Urin für religiöse Zeremonien und Heilzwecke im allgemeinen.

In China wurde der Urin vor Tausenden von Jahren zur Gewinnung von Salpeter verwendet, der für die Herstellung von Schießpulver benötigt wurde. Es gilt als sicher, daß die pyrotechnischen Lehrlinge ihr Tageswerk begannen, indem sie in den öffentlichen Latrinen die kostbaren Salze einsammelten.

Die Yogis verwendeten Shivambu zur Intensivierung der Meditation und zur Verlangsamung der Aktivitäten der Gehirnwellen. Es gibt Dokumente *(Naturalis Historia),* aus denen hervorgeht, daß die alten Griechen Urin zur Behandlung von Verbrennungen, Infektionen, Wunden, Narben, Hunde- und Schlangenbissen sowie Hautkrankheiten verwendeten. Im alten Rom war der menschliche Urin ein Handelsprodukt, und der Kaiser Vespasian erhob von den Urinhändlern Steuern. Der Ausspruch „Geld stinkt nicht“ stammt wahrscheinlich von Vespasian und war auf die klagenden Urinhändler gemünzt. Wie wir von den keltischen Druiden und den Russen wissen, wird nicht nur der eigene Urin, sondern auch der anderer Menschen verwendet, um Weisheit oder Gesundheit zu erlangen oder um Toxine auszufiltern. Weiter hinten in diesem Buch werde ich auf diese Dinge noch näher eingehen.

Eine der „neuesten“ Publikationen zu diesem Thema ist *„Die Heylsame Dreckapotheke“,* die 1734 in Deutschland erschien. In einer langatmigen Erklärung kommt die Zeitschrift zu dem Schluß, daß Urin bei fast allen Krankheiten ausgezeichnete Dienste leistet. Erwähnt wurde auch die innere Anwendung von Urin sowie die Verwendung von Urinpulver und *faulem Urin* (fermentiertem Urin, altem Urin) gegen das Altern. *Uringeist* wurde in der Erklärung des Magazins als Mittel gegen Lungenkrankheiten, Ödeme und *unzählige andere Beschwerden* empfohlen (Allmann).

In der Neuzeit war der Urin vor allem in Kriegszeiten modern, wenn die Soldaten keine Alternativen hatten. Ein Pionier der Urintherapie ist John W. Armstrong, der Anfang der vierziger Jahre ein Buch mit dem Titel „The Water of Life" schrieb, das heute immer noch von allen Autoren, die über Urintherapie schreiben, empfohlen wird. Wenn Sie sich eingehender mit diesem Thema beschäftigen wollen, ist dieses Buch höchst empfehlenswert. In den letzten 60 Jahren wurde die Urintherapie von einigen Medizinern, welche die Eigenharn-Therapie zunächst in Form von Injektionen anwendeten, durchaus akzeptiert. Es gibt zu diesem Thema einige Bücher von Autoren wie Dr. K. Herz, Dr. J. Abele, Dr. R. Holzhütter und Dr. K. E. Hasler. In der letzten Zeit erkannten die deutschen Medien, daß das Thema Urin sehr geschäftsträchtig ist, und so berichteten sie häufig über Urintherapie.

Das Buch *„Ein ganz besonderer Saft – Urin"* von Carmen Thomas, Journalistin beim Westdeutschen Rundfunk, erschien im Mai 1993, und bis Februar 1996 wurden 750.000 Exemplare verkauft. Die Autorin veröffentlichte 1995 ein weiteres Buch über Urintherapie mit dem Titel „Ein Blick über den Zaun". Sie erzählte mir bei der Weltkonferenz in Goa, daß sie derzeit ihr drittes Buch veröffentliche. Ihre Arbeit trägt mit Sicherheit wesentlich dazu bei, daß Deutschland ein Land ist, in dem die Urintherapie von einem besonders hohen Prozentsatz der Bevölkerung verwendet wird und höchste Akzeptanz in der Öffentlichkeit genießt.

Ein Pionier der modernen Urinforschung ist Coen van der Kroon, Autor des Buches „Die goldene Fontäne", das 1993 in seiner Muttersprache Holländisch erschien. Er konnte zunächst keinen Verleger finden. Man wies ihn zurück, weil man dachte, daß das Thema zu abstoßend sei. Deshalb mußte er das Buch im Eigenverlag herausbringen.

Nach seinem großen Erfolg wurde das Buch 1994 ins Deutsche übersetzt. Da es sich auch im deutschsprachigen Raum ausgezeichnet verkaufte, wurde es anschließend ins Englische übertragen und 1996 von Gateway Books herausgebracht. Coen van der Kroon bereist im Zuge seiner Forschungstätigkeit zum Thema Urin die ganze Welt. Sein ungeheurer Erfahrungsschatz und sein Wissensdurst machen ihn zu einem der größten Urin-Spezialisten der Welt.

In den USA veröffentlichte Dr. Beatrice Bartnett im Jahr 1989 das Buch „Urine Therapy – It May Save Your Life!"

Martha Christy berichtet in ihrem Buch „Your Own Perfect Medicine" nicht nur über ihre eigenen Erfolge mit der Urintherapie (sie litt unter einer Vielzahl schwerer gesundheitlicher Probleme), sondern sammelte auch wissenschaftliche Forschungsarbeiten über „das unglaublich bewährte natürliche Wunderheilmittel, das von der medizinischen Wissenschaft nie entdeckt wurde".

In Indien veröffentlichte Dr. Swami S. Saraswati 1978 ein Buch, und in den letzten beiden Jahren veröffentlichte mein Freund Dr. J.K. Thakkar in Indien in englischer Sprache eine Reihe von Büchern wie „Wonders of Urine Therapy". Das letzte wurde von Dr. Shashi Patil und Dr. Sarang Patil bei der ersten Weltkonferenz über Urintherapie in Goa vorgestellt.

Urintherapie in der heutigen Zeit

Viele der Heilmethoden, die sich in der westlichen Welt heute so großer Beliebtheit erfreuen, wie Akupunktur, Reiki, Reflexzonenbehandlung, chinesische Massage usw., stammen aus Asien. Die Urintherapie wurde ursprünglich von Yogis praktiziert. Wie viele andere östliche Behandlungsmethoden wurde sie, nachdem sie in den Westen gekommen war, verändert und nicht mehr in der reinen Form angewendet. Wie viele Yoga-Lehrer gibt es im Westen? Zehntausende, wenn nicht Hunderttausende. Aber wie viele lehren gleichzeitig die Urintherapie, wie es die Yoga-Lehrer in den östlichen Ländern tun? Indien war und ist in der Urintherapie weltweit führend. Die erste indische Konferenz über Urintherapie fand im Februar 1993 in Goa, Indien, statt. Bei dieser Konferenz sprachen 200 Menschen über ihre Erfahrungen mit Urintherapie. Manche kamen auch aus dem Ausland, wie Coen van der Kroon aus den Niederlanden.

Die erste Weltkonferenz über Urintherapie wurde im Februar 1996 ebenfalls in Goa, Indien, abgehalten. Bei dieser Konferenz tauschten 500 Leute aus allen Teilen der Welt drei Tage lang ihre Erfahrungen aus. Viele trafen sich auch vorher und nachher, um über die Eigenharn-Therapie, die Wissenschaft des Lebens und der Langlebigkeit, zu sprechen. Die größte ausländische Delegation bei dieser Konferenz stellten mit 28 Teilnehmern die Deutschen, darunter Autoren wie Carmen Thomas (Autorin des mit 750.000 Exemplaren meistverkauften Buches über dieses Thema), Dr. Johann Abele, Ingeborg Allmann, Hans Höting und andere deutschsprachige Autoren wie Dr. K.E. Hasler oder Coen van der Kroon, Autor des äußerst empfehlenswerten Buches „Die goldene Fontäne“.

Andere Delegierte kamen aus Frankreich, Italien, Großbritannien, Japan, China, den Vereinigten Staaten von Amerika, Dubai, Korea, Israel, Afrika und aus Australien.

Es ist interessant, daß Deutschland das Land ist, in dem die Urintherapie am häufigsten praktiziert wird. Nach einer Schätzung von Dr. Johann Abele wenden heute 5 Millionen Deutsche die Urintherapie an. Ebenso interessant ist, daß der Delegierte aus Dubai in Deutschland studierte, und daß von den sechs australischen Delegierten fünf in Deutschland geboren wurden. Die Weltkonferenz über Urintherapie, die für das Jahr 1998 geplant ist, soll in Deutschland stattfinden.

Ist es nicht eigenartig, daß zwei so unterschiedliche und geographisch gesehen weit voneinander entfernt liegende Länder Pioniere der Urintherapie sind? Es gibt dafür jedoch Gründe.

Der verstorbene indische Premierminister Shri Morajibhai Desai bewahrte sich seine körperliche und geistige Gesundheit bis ins hohe Alter. Er war der erste prominente Verfechter der Urintherapie in unserer Zeit. Er verkündete öffentlich, daß er täglich Urin trinke. Shri Morajibhai Desai starb im März 1995 im Alter von 100 Jahren. Seine Freunde, von denen einige an der Weltkonferenz teilnahmen, begannen zu dieser Zeit mit Wissen der Regierung die Urintherapie in den Krankenhäusern und in den privaten Arztpraxen zu propagieren. Ministerpräsident Dr. Shri Wilfred D'souza hielt die Eröffnungsrede bei der ersten Weltkonferenz, bei der er den Erfolg der Urintherapie insbesondere in einem Land wie Indien begrüßte, in dem die Regierung im Gegensatz zu den westlichen Ländern so gut wie kein Budget für die öffentliche Gesundheit zur Verfügung hat.

Ich frage mich, wann die westlichen Regierungen endlich beginnen werden, die Urintherapie zu unterstützen. Selbst wenn die westlichen Regierungen willens und in der Lage wären zu berechnen, welche Einsparungen sie durch eine entsprechende Aufklärung der Öffentlichkeit bei Anwendung dieser Therapieform erzielen könnten, gehe ich davon aus, daß es nicht einfach wäre, die Vertreter der Regierungen dazu zu bewegen, die Worte ihrer indischen Kollegen in den Mund zu nehmen.

Was ist Urin?

Urin ist nichts anderes als gefiltertes Blut. Die Nieren filtern ständig das gesamte Blut des Körpers. Innerhalb von 24 Stunden wird eine Gesamtmenge von 1.200 bis 2.000 Litern Blut gefiltert, und es werden etwa 1,4 bis 2 Liter Urin produziert.

Die Niere ist ein Schlüsselorgan mit vielen Funktionen. Es ist wichtig, den Nieren ihre schwere Arbeit so weit wie möglich zu erleichtern. Dies erreicht man vor allem durch die Aufnahme großer Mengen Flüssigkeit – allerdings gesunder Flüssigkeiten, denn Tee, Kaffee und Alkohol erschweren den Nieren ihre Arbeit. Gemüse und Obst mit hohem Flüssigkeitsgehalt hingegen unterstützen diese Nierenfunktion. Eine weitere Aufgabe der Nieren (in Zusammenarbeit mit der Lunge) besteht darin, die im Körper zirkulierende Blutmenge zu kontrollieren und den pH-Wert unseres Blutes konstant zu halten sowie die Konzentration bestimmter Substanzen zu regulieren.

Die wichtigsten Fragen, die im Rahmen der Urintherapie häufig gestellt werden – „Was ist eigentlich im Urin enthalten?“, und „Wie sieht die richtige Analyse aus?“ können nicht eindeutig beantwortet werden. Der Inhalt von Urin verändert sich von Minute zu Minute oder zumindest jedes Mal, wenn die Blase entleert wird. Die Qualität des *goldenen Saftes* hängt auch von der Ernährung ab. Mit den Inhaltsstoffen des Urins und den Auswirkungen der Ernährung beschäftige ich mich in den hinteren Kapiteln dieses Buches.

Anfangsprobleme

Die meisten Menschen unserer Gesellschaft reagieren mit Ablehnung auf die Vorstellung, ihren eigenen Urin zu trinken – und zwar nicht nur mit dem Kopf, sondern auch mit dem Bauch. Stellen Sie einer Gruppe von Menschen einmal öffentlich die Frage, wer schon einmal Urin getrunken hat, und Sie werden feststellen, daß sich von Tausenden – oder vielleicht auch mehreren Tausenden – höchstens eine Person meldet. Eine Ausnahme ist Deutschland, wo die Urintherapie hohes Ansehen genießt und von jedem zwanzigsten Bewohner des Landes angewendet wird.

Aber was ist Schlechtes daran, Urin zu trinken? Denken Sie einmal darüber nach, und Sie werden feststellen, daß alle Antworten, die Ihnen dazu einfallen, nur von der Erziehung herrühren. Wenn Sie jemanden fragen: „Warum setzen Sie nicht Urintherapie gegen Krankheiten ein, die anders ohnehin nicht behandelt werden können?“ wird die Antwort wahrscheinlich eher wie eine Gegenfrage klingen: „Was glauben Sie denn – das könnte ich nie – Urin ist unappetitlich und stinkt.“ Erstens ist Urin nicht unappetitlich. Er ist steril und nichts anderes als gefiltertes Blut. Verschmutzt kann er nur auf seinem Weg aus dem Körper werden, wenn der Genitalbereich oder der Behälter, in dem er aufgefangen wird, nicht sauber sind. Wenn der Urin in einem offenen Behälter gesammelt wird, setzen sich jede Menge Bakterien in ihm fest, da Bakterien allgegenwärtig sind. Aber wenn er frisch aus der Blase kommt, ist er sauber und steril und kann nach unserem besten Wissen für das Auswaschen von Wunden verwendet werden.

Der Uringeruch ist etwas, was wir nur im Kopf haben. Denken Sie einmal kurz nach: Wenn Sie noch nie in Ihrem Leben Käse gerochen hätten und man ihn Ihnen zum ersten Mal unter die Nase hielte – was würden Sie sagen? Nun, wahrscheinlich würden Sie finden, daß er fürchterlich stinkt. Wie können Sie wissen, daß Urin schlecht schmeckt, wenn Sie ihn noch nie gekostet haben? Gewisse Käsesorten stinken so schrecklich, daß es unverständlich ist, wie manche Leute sie essen können, aber unsere Geschmacksknospen sagen uns eben etwas anderes. Warum kosten Sie Ihren Urin also nicht und bilden sich selbst eine Meinung? Ich weiß sehr genau, daß sich an diesem Punkt wieder der Kopf zu Wort meldet. Aber warum probieren Sie nicht morgen früh einfach einen Schluck aus dem Mittelstrahl Ihres Morgenurins? Dann wissen Sie es genau. Ich will Ihnen die Sache ein bißchen erleichtern: Bereiten Sie sich einen guten Gemüsesaft aus Sellerie, Möhren, Kohl und so weiter. Füllen Sie ihn in eine Flasche und bewahren Sie ihn bis zum Morgen im Kühlschrank auf. Dann fangen Sie etwas Morgenurin von der Mitte des Strahls auf und geben ihn ebenfalls in eine Flasche. Verbinden Sie sich die Augen und kosten Sie den Unterschied – stellen Sie, vielleicht in Ihrem Unterbewußtsein, in diesem Getränk einen Geschmack fest, den Sie seit langem kennen? Ist es nicht die allererste Flüssigkeit, die Sie zu sich nahmen, als Sie noch im Leib Ihrer Mutter waren? Ja, das stimmt! Bevor wir geboren werden, bringen wir unser Verdauungssystem mit dem in Gang, was Thema dieses Buches ist: mit Eigenharn. Nicht nur der erste Tropfen, den wir zu uns nehmen, ist Urin, sondern auch die zweite Flüssigkeit, Muttermilch, ist nichts anderes als gefilterter Urin. In der Brust werden ungefähr zwanzig Liter Blut gefiltert, um einen Liter Muttermilch zu produzieren. Ist es nicht eine wunderbare Chemiefabrik, die da aus rotem Blut gelben Urin und weiße Milch produziert?

Hier sind noch einige andere Fakten, die Ihnen einen Denkanstoß geben sollten. Vielleicht haben Sie bereits öfter Urin von anderen Menschen oder Tieren gekauft und verwendet. Urin enthält etwa 2,5 Prozent Harnstoff und wird in Hautcremes häufig als Moisturizer (Feuchtigkeitsspender) eingesetzt. Die Frauen geben viel Geld aus, um den Urin anderer Menschen in Form teurer Gesichtscremes zu erwerben – warum nicht den eigenen verwenden? Aber mehr davon in einem späteren Kapitel.

Wenn Sie ein Problem mit der Verwendung Ihres eigenen Urins haben, sollten Sie über die anderen wenig appetitlichen Produkte nachdenken, die Sie verwenden oder sogar mit Genuß verspeisen. Mögen Sie zum Beispiel Innereien, die von Giftstoffen belastet sind? Das Problem ist, daß die Leute sich nicht trauen, über Urintherapie zu sprechen. Und das wiederum ist der Hauptgrund dafür, daß diese kostenlose und erfolgversprechende Behandlung noch nicht jene Bekanntheit erlangt hat, die sie verdient. Nach der Veröffentlichung meines Buches „Water Medicine" erhielt ich zahlreiche Anrufe von Leuten, die mir erzählten, wie froh sie seien, endlich mit jemandem über ihre Erfahrungen mit der Verwendung von Urin reden zu können. Bisher hatten sie sich nicht getraut, mit Freunden darüber zu sprechen und ihnen zu sagen, welche Erfolge sie erzielt hatten. Viele konnten und können nicht einmal mit ihrer eigenen Familie über die Urintherapie sprechen.

Placeboeffekt der Urintherapie?

Seit etwa 50 Jahren befassen sich Forscher mit der Wirksamkeit von Placebo-Medikamenten. In Tests wird einer Patientengruppe ein neues Medikament verabreicht, während eine Vergleichsgruppe zur gleichen Zeit mit einem identisch aussehenden Produkt behandelt wird, das jedoch keine aktiven Inhaltsstoffe enthält. In Doppelblindtests wissen weder Arzt noch Patient, welches Medikament die aktiven Inhaltsstoffe enthält. Wenn beispielsweise zwei Drittel der Patienten, die unter schweren Kopfschmerzen leiden, auf das Placebo genauso reagieren wie die Gruppe, die das echte Medikament erhält, kann man daraus nicht den Schluß ableiten, daß der aktive Inhaltsstoff zufriedenstellend wirkt. Es ist eine bekannte Tatsache, daß beim Zahnarzt jeder eine lokale Betäubung haben möchte. Wie würde ein Patient reagieren, wenn ihm der Zahnarzt nach der Behandlung mitteilen würde, daß das Anästhetikum nur Wasser gewesen sei? Etwa 30 Prozent der Patienten verzeichnen bei einem Placebo dasselbe Ergebnis wie beim echten Medikament. Genauso interessant ist, daß die Nebenwirkungen der echten Medizin auch beim Placebo auftreten. Ob ein Placebo eine Heilwirkung entfaltet oder nicht, hängt von der Person ab, die es verabreicht. Wenn zum Beispiel ein optimistischer Arzt seinem Patienten sagt, daß er ein tolles *Wundermittel* für ihn hat, wird die Placebowirkung viel deutlicher sein als wenn eine Krankenschwester dem Patienten ein Medikament mit der Bemerkung überreicht: „Hier, versuchen Sie das, und sehen wir einmal, ob es hilft." Im zweiten Fall sind die Chancen einer Placebo-Wirkung sehr gering oder gleich null. Wenn wir ein Medikament einnehmen, ist unser Gehirn offensichtlich imstande, unseren Körper zu heilen. Placebo ist gleichzusetzen mit Selbsthypnose. Wir glauben, daß uns dieses Medikament heilen wird, und so heilen wir uns bewußt selbst. Wenn wir nur mit Gedanken eine so starke Selbstheilungswirkung erzielen können, wäre es dann nicht besser, wenn wir diese Kraft verwendeten, um uns ohne Nebenwirkungen selbst zu heilen?

Das Phänomen des Placebo-Effekts paßt nicht in das klare, nüchterne Bild der Naturwissenschaft. Würde die moderne Medizin ein Wort aus dem Wortschatz der allgemeinen Umgangssprache verwenden, dann müßte sie anstelle des Ausdrucks „Placebo-Effekt" von einem „Wundereffekt" sprechen. Eine Heilung mit nichts ist „wissenschaftlich" gesehen unmöglich. Eine Heilung durch ein Wort oder eine Berührung ist etwas, was wir nur aus der Bibel kennen. Der Selbstheilungs- oder Placebo-Effekt wurde bei den umfassenden Versuchen der modernen Medizin nachgewiesen. Hat die Wissenschaft bei diesen Versuchen die Wunderheilung neu entdeckt, und ist nun wissenschaftlich bewiesen, daß Wunderheilung möglich ist?

Das Heilen durch positive Gedanken macht den Placebo-Effekt erst möglich. Aber wie steht es mit der Urintherapie und unseren negativen Gedanken zu diesem Thema? Die Leute greifen auf die Urintherapie fast ausnahmslos nur dann zurück, wenn alles andere versagt hat, wenn sie enttäuscht sind und eine negative Einstellung haben. Die Urintherapie wirkt aber von sich aus und nicht als Placebo. In Indien bin ich auf Menschen gestoßen, die ihren Urin gern trinken, aber im allgemeinen haben die meisten, wenn nicht alle Menschen, die mit der Urintherapie beginnen, am Anfang eine negative Einstellung dazu. Da diese Therapieform aber so erfolgreich ist, entsteht mit der Zeit eine positive Einstellung, die dem Erfolg auf alle Fälle zuträglich ist.

Wie man mit der Therapie beginnt

Die Urintherapie ist eine der ältesten Methoden zur Behandlung von Krankheiten, wenn nicht die älteste überhaupt. Unser moderner Lebensstil hat im Vergleich zu früheren Zeiten viele Veränderungen mit sich gebracht. Da jeder Mensch anders ist und anders lebt – und zwar nicht nur, was die Ernährung anbelangt, sondern auch in bezug auf Streß –, ist auch jeder Urin anders. Und aus diesem Grund ist jeder Urin eine neue, perfekte, maßgeschneiderte Medizin für den jeweiligen Augenblick.

Wenn Sie mit der Urintherapie beginnen, sollten Sie versuchen, eine qualitativ hochwertige Medizin zu bekommen und daher darauf achten, daß Ihre Gedanken zum Zeitpunkt der Anwendung positiv sind. Es gibt verschiedene Anwendungsmöglichkeiten der Urintherapie – vom einfachen Trinken des Mittelstrahl-Morgenurins bis hin zu Massagen und homöopathischer Urinaufbereitung. Nähere Informationen über die Anwendungstechniken und mögliche Nebenwirkungen finden Sie in den entsprechenden Kapiteln.

In allen meinen anderen Publikationen habe ich nachdrücklich empfohlen, vor Beginn jeglicher Selbstbehandlung eine detaillierte Diagnose durch einen erfahrenen Arzt stellen zu lassen. Natürlich sollten Sie sich von Zeit zu Zeit von einem Arzt untersuchen lassen – allerdings ist dies bei Anwendung der Urintherapie nicht so entscheidend wie bei anderen Behandlungsmethoden traditioneller oder schulmedizinischer Natur. Sie können die Diagnose selbst stellen, und mit dem Urin haben Sie jederzeit ein maßgeschneidertes Arzneimittel an der Hand. Sie sind selbst Ihre beste Apotheke!

Kapitel 2: Techniken der Urintherapie

Im folgenden erkläre ich Ihnen die verschiedenen Anwendungsformen der Urintherapie:

Die innere Anwendung

1. Trinken

Der Mittelstrahl-Morgenurin wird, wie die Bezeichnung schon sagt, aus der Mitte des morgendlichen Urinstrahls aufgefangen. Zum Auffangen des Urins dient ein sauberes Glas. Die ersten Urintropfen (die zur Reinigung der Harnröhre dienen) und die letzten werden nicht verwendet. Die Legende sagt, daß die Urinschlange einen giftigen Kopf und einen giftigen Schwanz hat. Der Urin wird meist in frischer Form verwendet. Manche Urintherapeuten sagen, daß der Urin mindestens eine halbe Stunde, oder, noch besser, mindestens eine Stunde vor oder nach einer Mahlzeit eingenommen werden sollte, und nur in *purer Form.* Laut anderen Therapeuten kann der Urin auch mit Wasser verdünnt werden, und wieder andere meinen, daß er auch mit Apfelsaft oder Gemüsesäften vermischt werden kann. Wenn man ihn auf nüchternen Magen trinkt, hat er auf jeden Fall eine stärkere Wirkung auf das Verdauungssystem, als wenn man ihn auf vollen Magen trinkt. Jeder muß diese Frage für sich selbst entscheiden und seinen Körper befragen, was am besten ist. Am Morgen ein Glas Urin zu trinken, dient im großen und ganzen nur der Erhaltung der Gesundheit. Wer krank ist, braucht aller Wahrscheinlichkeit nach eine stärkere Behandlung, über die wir weiter hinten in diesem Buch sprechen werden. Japanische Forschungen haben übrigens ergeben, daß Urin, der durch ein Rohr direkt in den Magen gebracht wurde, keine Wirkung hatte.

2. Tropfen unter die Zunge

Das ist die Anwendungsform, mit der die meisten Leser meines Buches „Water Medicine" begonnen haben. Hier ist es sehr leicht, die richtige Dosierung zu finden. Wichtig für beste Ergebnisse ist es, mehrere Male am Tag absolut frischen Urin zu verwenden.

Die Urintropfen werden unter die Zunge geträufelt. Anstatt eine größere Urinmenge zu trinken, träufelt man mit Hilfe einer Pipette nur 1 bis 20 Tropfen unter die Zunge.

Wir wissen nicht genau, warum diese Anwendungsform bei einer so geringen Dosis wirkt. Die Wirkungsweise ist jener der Homöopathie vergleichbar, und die Tropfen müssen – ebenso wie bei homöopathischen Arzneimitteln – möglichst lange im Mund bleiben.

Warum die Urintropfen so gut wirken, erklärte Dr. Ryoichi Nakao, Vorsitzender des japanischen M.C.L.-Instituts, in seinem Vortrag bei der Weltkonferenz über Urintherapie:

„Die Eigenharn-Therapie wird bereits seit über 4.000 Jahren praktiziert, und wir glauben auch heute noch, daß die Inhaltsstoffe des Urins eine Wunderheilkur für alle Krankheiten darstellen. Die Wirkung der Urintherapie läßt jedoch nicht darauf schließen, daß es sich beim Urin tatsächlich um eine Medizin im eigentlichen Sinne handelt. Aus immunologischer Sicht ist der Urin vielmehr eine Informationsquelle über die Krankheiten, die im Körper vorhanden sind. Wenn diese Informationen die Kehle passieren, werden sie analy-

siert, und das Immunsystem wird aktiviert, so daß es die entsprechenden biologischen Reaktionen im Körper auslösen kann, welche die Krankheit dann heilen.“

Es gibt noch andere interessante Berichte über kleine Dosierungen von Wirkstoffen, die zum Zwecke der Erhaltung der Gesundheit oder der Sicherung des Wohlbefindens unter der Zunge behalten werden. Arbeiter in japanischen Farbproduktionswerken halten langfristige gesundheitliche Schäden traditionell erfolgreich ab, indem sie ein bißchen Farbe (getrocknete Farbpartikel) unter der Zunge behalten.

Urintropfen werden aus dem Mittelstrahl des Morgenurins entnommen und mit einer Pipette unter die Zunge geträufelt.

Am ersten Tag 1–5 Tropfen; am zweiten Tag 5–10 Tropfen und am dritten Tag ebenfalls 5–10 Tropfen, aber zweimal am Tag – das erste Mal am Morgen und das zweite Mal kurz vor dem Schlafengehen.

Die Dosierung kann solange beibehalten werden, bis die betreffende Beschwerde abgeklungen ist. Sie kann bei Bedarf aber auch erhöht werden.

Schottische Forscher haben eine weitere Entdeckung gemacht, was die richtige Dosierung von Urintropfen für den einzelnen anbelangt. Zwischen den Mahlzeiten wird frischer Urin gesammelt und mit einer Pipette langsam unter die Zunge geträufelt. Nach einer bestimmten Zahl von Tropfen, die von Patient zu Patient variiert, werden Geschmack und Temperatur, die bei den ersten Tropfen wahrgenommen wurden, nicht mehr gespürt. Die Forscher nennen dieses Phänomen des abnehmenden Geschmacks die *neutralisierende Dosis.* Mit Hilfe dieser Immunreaktion kann jeder jederzeit herausfinden, welche Dosis für ihn die richtige ist.

In meinem Buch „Water Medicine“ wird die Urintropfenmethode erwähnt. Der Großteil der Reaktionen, die ich von den Lesern erhielt, bezog sich auf die positiven Behandlungserfolge, die mit dieser Methode bei Krankheiten erzielt wurden, wie zum Beispiel: „*Ich träufelte jeden Tag morgens und abends fünf Tropfen unter meine Zunge. An den ersten zwei Tagen stellte ich keine Veränderung fest, aber am dritten Tag hatte ich kein Asthma mehr – es war spurlos verschwunden.*“ Der Urin sollte freudig, mit einer positiven Einstellung und mit Optimismus eingenommen werden, zumindest während der Therapie. Dies erhöht die Heilungschancen drastisch. Ihre Gedanken und Ihre Einstellung können viel mehr bewirken, als Sie denken.

3. Scheidenspülungen

Bei Entzündungen und anderen Erkrankungen von Vagina und Uterus können Spülungen mit Urin Schmerzen lindern und heilend wirken. Andere Kräuteranwendungen wie Kamille, Goldenseal und Schafgarbe können ebenfalls verwendet werden. Wenn Sie mehr über Kräuteranwendungen wissen wollen, empfehle ich Ihnen mein Buch „Herbal Teaology“. Sie können frischen oder alten Urin verwenden. Es erscheint ein wenig eigenartig, daß Urin einerseits Entzündungen heilen kann, während wir andererseits im Urogenitalbereich Entzündungen bekommen können. Aber dazu später mehr.

4. Ohrentropfen

Urin kann auch in Form von Ohrentropfen verwendet werden, indem man einige Tropfen in die schmerzenden Ohren träufelt. Am besten taucht man einen Wattebausch in Öl, vorzugsweise Königskerzenöl *(Verbascum thapsus),* um das betroffene Ohr zu versiegeln und zu schützen. Man kann frischen Urin verwenden, allerdings empfehlen die Urintherapeuten, alten (vier Tage alten) Urin, da er wirksamer zu sein scheint als frischer.

5. Klistiere

Klistiere sind eine von erfahrenen Urintherapeuten bevorzugte Behandlungsform. Der Grund dafür ist, daß der Darm die Substanzen viel besser aufnimmt als wenn sie auf normalem oralem Weg eingenommen werden. Dickdarmspülungen mit Urin können Sie selbst durchführen. Es ist allerdings ratsam, daß Sie zuerst einen Arzt aufsuchen und mit der Behandlung erst dann beginnen, wenn Sie sicher sind, diese Behandlungsform selbst zu beherrschen.

6. Gurgeln und im Mund behalten

Diese Form der Anwendung ist am Anfang vielleicht die schwierigste, wenn Sie aber bereits Erfahrungen damit gesammelt haben, bringt sie ausgezeichnete Ergebnisse.

Bei Zahn- und Zahnfleischproblemen kann der Mund mit frischem Urin gespült werden. Belassen Sie den Urin dabei mehrere Minuten lang im Mund.

Der indische Arzt Dr. G.K. Thakkar arbeitet seit etwa 20 Jahren mit Urintherapie und hat in dieser Zeit keinen einzigen Zahn verloren, während andere Leute derselben Altersgruppe viele Zähne eingebüßt haben. Einige haben überhaupt keine Zähne mehr im Mund, jedenfalls keine natürlichen. Er *gelobte,* daß er in seinen restlichen Lebensjahren keinen einzigen Zahn mehr verlieren würde. So, wie er das sagt, und so, wie er aussieht, mit einem Lächeln, das seine makellosen Zähne enthüllt, weiß man einfach, daß er dieses *Gelöbnis* halten wird. Es wird mit frischem Urin gegurgelt, der danach ausgespuckt wird. Bei Mundproblemen wie Infektionen, Paradentose, Zahn- und Halsschmerzen wird der Urin zwanzig bis dreißig Minuten lang im Mund behalten.

7. Homöopathisch aufbereiteter Urin

Wenn Sie eben erst beginnen, die Urintherapie anzuwenden, fällt Ihnen diese Form vielleicht am leichtesten. Urin in homöopathischer Form wird auch bei Kindern verwendet, die es bei dem Gedanken, frischen Urin zu trinken, ekelt. Homöopathische Arzneimittel schmecken fast immer gleich, und so ist der Uringehalt kaum erkennbar. Das Prinzip der homöopathischen Medizin liegt nur in der in der Medizin enthaltenen Information (homöopathische Frequenz) – also in unserem Fall handelt es sich nicht um den Urin selbst, sondern nur um den „Informationsgehalt" des Urins. Die Herstellung homöopathischer Arzneimittel ist sehr zeitaufwendig, und außerdem muß man streng nach Anleitung vorgehen. Für eine Urinbehandlung wird eine Verdünnung von 1 Tropfen auf 1.000.000 Tropfen empfohlen. Wie ich bereits sagte, werden die Tropfen unter die Zunge gebracht und nicht wie Bier geschluckt, sondern möglichst lang im Mund behalten und erst dann irgendwann geschluckt.

Die Herstellung von homöopathisch aufbereitetem Urin

Homöopathische Verdünnungen werden in D1, D6 oder sogar D30 und allen Zwischenformen berechnet. Diese Kürzel bedeuten zum Beispiel bei D1 einen von zehn Tropfen und bei D6 einen von einer Million Tropfen. D6 entspricht also einer sechsfachen Verdünnung. D6 wird manchmal auch als 6x bezeichnet, gemeint ist dasselbe. Es ist nicht besonders schwierig, eine solche Verdünnung herzustellen. Man braucht dazu nicht 1.000.000 Wassertropfen abzuzählen und einen Tropfen Urin hinzuzufügen, um die richtige Verdünnung zu erhalten. Es gibt ein einfaches System für die Herstellung homöopathischer Tropfen. Kaufen Sie sich in der Apotheke oder in der Drogerie sechs kleine Teströhrchen (Sie können auch andere kleine Glasbehälter wie kleine Fläschchen verwenden) und eine Pipette.

1. Stellen Sie alle sechs Röhrchen in einer Art Ständer auf, vielleicht in einem kleinen Topf oder einem Krug, und geben Sie in jedes Teströhrchen 9 Tropfen Wasser. Verwenden Sie kein fluor- oder chlorhaltiges Leitungswasser. Reines Tafelwasser ist besser geeignet.

2. Der nächste Schritt besteht darin, dem Wasser im ersten Teströhrchen einen Tropfen aus der Mitte des Morgenurinstrahls beizugeben. Reinigen Sie danach die Pipette, denn sie muß vollkommen sauber sein, bevor sie wieder verwendet wird.

3. Nun nehmen Sie das Teströhrchen in die Hand, decken mit dem Daumen die Öffnung ab und schütteln es 50 mal. Das ist sehr wichtig. Nun haben Sie homöopathischen Urin D1 oder 1x.

4. Nun nehmen Sie einen Tropfen Ihres D1 und tropfen ihn in Ihr zweites Teströhrchen. Nun wiederholen Sie den Vorgang, reinigen die Pipette und schütteln das Röhrchen 50 mal. Nun haben Sie homöopathischen Urin D2 oder 2x.

5. Als nächstes entnehmen Sie dieser Verdünnung D2 einen Tropfen und geben ihn in das dritte Teströhrchen. Diesen Vorgang wiederholen Sie so lange, bis Sie alle sechs Röhrchen verwendet haben. Im letzten Röhrchen haben Sie nun einen Tropfen Urin in 1.000.000 Tropfen Wasser und damit homöopathischen Urin D6 oder 6x.

Viele Leute glauben, dies ginge nur mit Tropfen. Es können natürlich auch größere Mengen im gleichen Verhältnis gemischt werden wie zum Beispiel 10 ml Urin in 90 ml Wasser und so weiter.

Wollen Sie homöopathischen Urin über einen längeren Zeitraum hinweg aufbewahren, ist es ratsam, im *letzten* Teströhrchen statt Wasser Ethylalkohol zu verwenden. Wenn Sie in der Drogerie keinen Ethylalkohol bekommen, können Sie auch Wodka oder einen anderen Obstgeist verwenden.

Wenn Sie Anfänger sind, klingt dieses Verfahren für Sie vielleicht etwas kompliziert. Aber sobald Sie es einige Male durchgeführt haben, werden Sie erkennen, daß es eigentlich ganz einfach ist. Sie können aus allen Ihren Kräutern homöopathische Medizin herstellen. Wenn Sie mehr über homöopathische Arzneimittel wissen wollen, Harald W. Tietze Publishing (die Adresse finden Sie auf Seite 160). Es gibt sowohl für Anfänger als auch für Therapeuten einige äußerst empfehlenswerte Bücher.

8. Injektionen

Diese Methode sollte ausschließlich von Fachleuten angewendet werden. Ärzte spritzen Urin oft unter die Haut oder in den Muskel. Das ist wie beim homöopathischen Urin eine Möglichkeit, das Anfängerproblem, Urin in purer Form trinken zu müssen, zu umgehen. In manchen Fällen sind Injektionen vielleicht auch wirksamer als die orale Einnahme.

In bestimmten Fällen werden Injektionen bei Patienten verwendet, die nicht wissen, daß sie eine Urintherapie erhalten. Manchmal bitten Ärzte ihre Patienten um eine Urinprobe, die dann für eine Tropfinfusion, als Injektion oder als homöopathische Medizin verwendet wird. Dem Patienten wird dies erst mitgeteilt, nachdem sich die Behandlung als wirkungsvoll erwiesen hat (und manchmal nicht einmal dann). Natürlich sollte in diesen Fällen nur der eigene Urin des Patienten verwendet werden.

Bei der ersten Weltkonferenz über Urintherapie in Goa, Indien, wurde auch die Injektion von Urin in Akupunkturpunkte erwähnt. Wie berichtet wurde, zeigt diese Methode ausgezeichnete Resultate, muß aber von einem erfahrenen Mediziner durchgeführt werden.

Zu diesem Thema gibt es meines Erachtens ausgezeichnete Bücher von Autoren wie Dr. Johann Abele, Dr. Hasler und Ingeborg Allmann, die aber bis jetzt nur in deutscher Sprache erhältlich sind.

Wenn Sie Mediziner sind oder sich allgemein für diese Behandlungsform interessieren, wenden Sie sich bitte an den auf der inneren rückwärtigen Umschlagseite dieses Buches angeführten Informationsdienst, um Ihnen Informationen über dieses Thema und Bezugsquellen zukommen zu lassen.

9. Schnüffeln

Das Schnüffeln von Substanzen wie Benzin, Klebstoff oder Drogen ist insbesondere im letzten Jahrzehnt sehr populär geworden, hat aber, wie wir alle wissen, eine Reihe von Nebenwirkungen und führt zu Abhängigkeit. Ich bin mir ganz sicher, daß das Schnüffeln von Urin keine Abhängigkeit auslöst, sondern bei Problemen mit den Augen, der Nase oder den Nebenhöhlen mit großem Erfolg angewendet werden kann.

In Indien nennt man diese Methode *neti.* Der Name wird in den meisten Publikationen verwendet, weil er besser klingt als Urinschnüffeln. Das Wichtigste ist aber, daß die Behandlung wirkt.

Wenn der Urin – bedingt durch die Ernährung – zu stark ist und eine negative Reaktion auslöst, kann Wasser zur Verdünnung verwendet werden. Für das Schnüffeln oder *neti* (das besagt, daß der Urin beim Schnüffeln durch die Nase hochgezogen wird) wird nur frischer Urin verwendet. Man hält ein Nasenloch mit einem Finger zu und zieht den Urin langsam durch das andere Nasenloch hoch. Lassen Sie die

Flüssigkeit langsam durch Ihren offenen Mund hinaustropfen. Wiederholen Sie diesen Vorgang einige Male. Schneuzen Sie sich nach der Behandlung, damit die gesamte verbliebene Flüssigkeit aus der Nase entfernt wird.

Bei der Weltkonferenz in Goa habe ich sogar eine spezielle Vorrichtung für *neti* gesehen, die aussieht wie eine kleine Gießkanne und die Prozedur ein wenig erleichtern soll.

Die äußere Anwendung

Die äußere Anwendung von Urin fällt den meisten Menschen anfangs leichter. Dazu wird vor allem alter Urin (d.h. mit einem Alter von mindestens vier Tagen) verwendet. Manche sagen, daß für Urin dasselbe gilt wie für Wein – je älter, desto besser. Coen van der Kroon, Autor des Buches „Die goldene Fontäne“, verwendet vier bis acht Tage alten Urin. Er empfiehlt auch, den Urin in dunkelbraunen, mit einem Korken verschlossenen Glasflaschen oder in einer mit einem Tuch bedeckten Flasche aufzubewahren, damit der Fermentierungsprozeß durch den Luftzutritt verbessert wird. Während des Fermentierungsprozesses wird die Flüssigkeit alkalischer. Der Harnstoff verwandelt sich in Ammoniak, der dem Urin einen strengeren Geruch verleiht, gleichzeitig aber auch seine Wirkungskraft steigert.

Bäder

Fußbäder

Das ist die am häufigsten gebrauchte Anwendungsform bei der Behandlung von Fußflechten, Ekzemen und anderen Hautproblemen sowie bei Blasenschwäche und Durchblutungsstörungen an den Füßen. Für diese Behandlung wird frischer oder vier Tage alter und aufgewärmter Urin verwendet.

Sitzbäder

Coen van der Kroon empfiehlt Sitzbäder: *„Sitzbäder werden bei Problemen im Bereich der Genitalien und des Anus wie zum Beispiel Hämorrhoiden verwendet. Für diesen Zweck eignet sich frischer Urin sowohl in heißer als auch in kalter und warmer Form. Wenn Sie ein Fuß- oder Sitzbad nehmen wollen, sammeln Sie einen Tag lang Ihren gesamten Urin, damit Sie genug haben, um eine Waschwanne zur Hälfte anzufüllen. Sie können den Urin auch mit Wasser verdünnen, damit Sie mehr Flüssigkeit in der Waschwanne haben."*

Bei der Kneipptherapie (Hydro-Kräuter-Therapie) werden Hüft- oder Sitzbäder zur Behandlung von Genital- oder Anusproblemen verwendet. Dazu werden je nach den persönlichen Bedürfnissen Auszüge von Kräutern, wie Hirtentäschel, Ringelblume, Schafgarbe, oder auch anderen Gewürz- und Heilpflanzen verwendet. Es wird empfohlen, abwechselnd Kräutersitzbäder in warmem Wasser und Urinbäder zu nehmen.

Dampfbäder

Vier Tage alter Urin kann für ein Dampfbad verwendet werden, um Hautkrankheiten zu behandeln. Manche Therapeuten mischen alten Urin mit Wasser, um mehr Dampf zu produzieren.

Augenbäder/Augentropfen

Bei bestimmten Augenproblemen wird gekochter oder frischer Urin als Augenbad oder Augentropfen verwendet. In der Apotheke oder Drogerie bekommt man kleine Behälter für Augenurinbäder. Manche Therapeuten verdünnen den Urin für diese Behandlung. Bei langfristiger Anwendung der Augenbäder verbessert sich manchmal das Sehvermögen.

Kompressen

Ähnlich wie bei Kräuterteekompressen wird ein Stück Stoff mit erwärmtem Urin durchtränkt. Der Urin wird vorzugsweise in einem Behälter in heißem Wasser erwärmt, und die warme Urinkompresse wird dann auf den Problembereich aufgelegt. Abwechselnd können, je nach der Art des Hautproblems, auch Kräutertee- sowie Essig-, Kombucha-, Lehm- oder Torfmooskompressen verwendet werden. Mehr über Kräuterkompressen erfahren Sie in meinem Buch „Herbal Teaology“. Bei bestimmten Hautproblemen, bei denen die Haut offen oder geschwollen ist, ist es besser, die Haut mit Urin einzureiben oder den Urin einzumassieren.

Massagen

Körpermassagen

Der Urin kann für Massagen verwendet werden, um bei Hautproblemen eine Besserung zu erzielen und wie bei gewöhnlichen Massagen die Blutzirkulation anzuregen. Urinmassagen werden auch in Fastenzeiten verwendet, um dem Körper über die Haut mehr Unterstützung und Nahrung zukommen zu lassen.

Haar- und Kopfhautmassagen

Urintherapeuten verwenden Urin für die Massage der Kopfhaut, um die Kopfhaut zu pflegen und Schuppen sowie Haarausfall zu behandeln. Zu diesem Zweck massiert man den Urin in die Kopfhaut ein und läßt ihn eine halbe bis eine Stunde lang einwirken. Dann wird der Kopf nur mit lauwarmem Wasser gewaschen. Die Verwendung von Shampoo oder Seife wird nicht empfohlen.

Meiner Erfahrung nach kann diese Haarbehandlung nicht in jedem Fall empfohlen werden, weil andere Personen zumindest einen gewissen Geruch wahrnehmen werden. Es besteht aber kein Zweifel, daß manche Leute mit dieser Behandlung gute Erfolge erzielt haben – noch einmal: sie ist absolut kostenlos –, aber es gibt andere, ebenfalls so gut wie kostenlose und vielleicht bessere Methoden, um dieselben Ergebnisse zu erzielen. Kombucha hat sich als äußerst förderlich für den Haarwuchs erwiesen. In der ersten Auflage meines Buches „Kombucha – Gesund und Fit mit dem Wunderpilz" – habe ich bezweifelt, daß Haar durch das Trinken von Kombucha nachwächst und wieder dunkel wird, wie dies in vielen Werbebroschüren behauptet wird. Daraufhin teilten mir ganz normale Menschen und Friseure in vielen, vielen Telefonanrufen und Briefen mit, daß Kombucha die beste ihnen bekannte Behandlung gegen Glatzenbildung und vorzeitige Ergrauung des Haares sei. Eine Kombucha-Behandlung kostet in jedem Fall nicht viel.

Eine weitere Methode zur Behandlung dieser Probleme im Haar- und Kopfhautbereich ist aktiviertes Wasser, wobei Wasser mit einem ausgewogenen pH-Wert von 7 in Wasser mit einem pH-Wert von 4 und einem pH-Wert von 10 geteilt wird. Ein Wasserteiler ist sehr billig, und die Produktion von Wasser kostet fast nichts, wenn man die entsprechende Ausrüstung hat. Urin riecht sehr stark, und selbst wenn man frischen Urin verwendet, riecht er nach kurzer Zeit wie alter

Urin. Kombucha hingegen riecht nach einer Weile wie Essig, und aktiviertes Wasser ist überhaupt geruchlos.

Das 5.000 Jahre alte Damar Tantra erzählt uns wie folgt von der Verwendung von Urin für Massagen:

Vers 44:
Nun, oh Parvati, werde ich dir über den Vorgang der Massage erzählen. Wenn eine solche Massage durchgeführt wird, kann der Anwender die Früchte seiner Meditation und seines Lebensstils genießen, und er wird spirituelles Wachstum erfahren.

Vers 45:
Das Shivambu soll in einem irdenen Topf gekocht und auf ein Viertel seiner ursprünglichen Menge konzentriert werden. Dann soll man es abkühlen lassen. Dieser Extrakt kann für die Körpermassage verwendet werden.

Vers 51:
Ungekochter Urin soll nie für die Körpermassage verwendet werden. Wenn der Shivambu-Extrakt für die Massage verwendet wird, ist er gesund für den Körper, und der Anwender kann damit viel Gutes bewirken.

Einreibungen

Das Einreiben der Haut mit Urin zur allgemeinen Hautpflege ist das Geheimnis vieler Schönheitsköniginnen und Sexsymbole. Wie bereits erwähnt, kaufen wir Harnstoff in Kosmetikgeschäften in Form von teuren Gesichtscremes, unser eigener Urin aber ist konzentrierter, und der ausgewogene, komplette Urin ist eine viel bessere Behandlungsform als der in den Gesichtscremes enthaltene extrahierte Harnstoff.

Andere Anwendungen

Für verschiedene Anwendungen kann Urin auch erhitzt, magnetisiert oder in der Farbe verändert werden.

Lehmpackungen

Die Wirkung der Lehmpackung kann verstärkt werden, wenn der Lehm anstelle von Wasser mit Urin angerührt wird. Es kann auch gekochter Urin verwendet werden. Lehmpackungen mit Urin werden zur Absorption von Toxinen und zur Behandlung von Tumoren, Furunkeln und Wunden verwendet. Bei Wunden sollte der Lehm auf ein Tuch gepackt werden, mit dem die Wunde bedeckt wird. Man läßt die Lehmpackung etwa eine Stunde lang einwirken.

Erwärmter Urin

Vier Tage alter Urin wird gegen Schwellungen, Schmerzen und andere Beschwerden eingesetzt, um eine möglichst schnelle Linderung zu erzielen. Man benötigt dazu zwei Behälter – einen mit Wasser und einen mit Urin, den man zum Erwärmen in das Wasser stellt. Für bestimmte Anwendungen darf der Urin nur auf Körpertemperatur erwärmt werden, für andere auf eine höhere Temperatur.

Gekochter Urin

Gekochter Urin kann für manche Anwendungen wie Massagen und Kompressen verwendet werden. Beim Kochen konzentriert man den Urin, indem man einen Teil des Wassers verdampfen läßt und die Fermentation stoppt.

„Augenverletzungen heilt man am besten mit Honig, den man im kurz gekochten Urin eines jungen Mannes auflöst“ – so Heinrich Zedler, Deutschland (in einem Buch aus dem Jahr 1747).

Magnetisierter Urin

Vier Tage alter, in einem Behälter aufbewahrter Urin kann magnetisiert werden, indem der Südpol eines starken permanenten Magneten acht bis zehn Stunden lang nahe an dem Behälter positioniert wird. Im allgemeinen wird der Südpol des Magneten zur Magnetisierung alten Urins für Massagezwecke verwendet.

Farbgeladener Urin

Der Körper zieht kosmische Energie in Form von Lichtstrahlen an und nimmt sie in sich auf. Wenn die Aufnahme dieser Lichtstrahlen aus irgendeinem Grund blockiert ist, leidet der Körper Mangel, und der Krankheit wird Tür und Tor geöffnet. Die entstandenen Krankheiten können geheilt werden, indem der kranke Körper mit der gewünschten Farbe oder den Farbkombinationen „überschwemmt“ wird. Ausgehend von diesem Prinzip kann der Urin mit Farbe aufgeladen werden, indem er in einem farbigen Glasbehälter (Farbe je nach Krankheit verschieden) einige Tage an der Sonne stehengelassen wird. Man kann aber auch einen farblosen Glasbehälter mit farbigem Zellophanpapier umwickeln und ihn in die Sonne stellen. Dieser Urin, für Massagen verwendet, bringt rasch Linderung.

Warnungen

Weltweit sind keine Nebenwirkungen der Urintherapie bekannt. Trotzdem sollten in bestimmten Fällen gewisse Vorsichtsmaßnahmen beachtet werden, insbesondere im Hinblick auf die Ernährung, die den Geschmack des Urins beeinflußt. Außerdem handelt es sich beim Trinken von Urin um einen „Recyclingprozeß", bei dem wie bei einer Behandlung mit anderen Medikamenten Überdosierungen möglich sind. Die diesbezüglichen Meinungen sind im Osten und im Westen unterschiedlich. Ich werde Ihnen beide Standpunkte darlegen, damit Sie sich selbst eine Meinung bilden können.

Die eine Seite vertritt die Auffassung, daß während der Urintherapie keine allopathischen (modernen chemischen) Arzneimittel und keine anderen Fremdsubstanzen eingenommen werden sollten. Die andere Seite ist der Meinung, daß chemische Arzneimittel vermieden werden sollten, daß es aber möglich ist, gleichzeitig mit deren Einnahme auch die Urintherapie anzuwenden, jedoch in schwächeren Dosen, die jeden Tag erhöht werden, während gleichzeitig die Medikamentendosis jeden Tag gesenkt wird. Das erscheint sinnvoll, denn wir verwenden ja einen bestimmten Teil unseres Urins wieder, und so könnten wir letzten Endes eine zu hohe Dosis abbekommen. Ingeborg Allmann, Autorin des Buches „Die Heilkraft der Eigenharntherapie", schreibt über eine Fallstudie, bei der einer ihrer Verwandten, der Mitte sechzig war, plötzlich unter hohem Blutdruck zu leiden begann. Er erhielt sofort allopathische Arzneimittel, und außerdem begann er noch am selben Tag, Urin aus der Mitte des morgendlichen Harnstrahls zu trinken. Nach etwa vier Wochen, in denen er die Dosis ständig gesenkt hatte, war das Medikament überflüssig geworden.

Es sind noch viele andere Fälle bekannt, wo Patienten – zumindest über einen bestimmten Zeitraum – allopathische Medikamente und Urintherapie gemeinsam anwendeten. In den meisten Fällen verwendeten sie eine geringere Medikamentendosierung, die sie wie in dem von Ingeborg Allmann beschriebenen Fall wenn möglich langsam, aber ständig senkten. Es ist jedoch ratsam, jede Verringerung der Medikamentendosis von einem Arzt überwachen zu lassen. Ich kenne eine Reihe von Leuten, deren Ärzte überrascht waren, als ihre Patienten nach Anwendung der Urintherapie zu einer Untersuchung kamen und festgestellt wurde, daß das Medikament nicht länger notwendig war – obwohl die Ärzte ihnen zuvor gesagt hatten, *daß sie es für den Rest ihres Lebens würden nehmen müssen.*

Während nun die eine Seite darauf beharrt, daß man während der Urintherapie unter anderem keinen Tee, keinen Kaffee, keinen Zucker, keinen Wein zu sich nehmen darf, erklärte Carmen Thomas bei der Weltkonferenz in Goa, Indien, daß sie diese Meinung nicht teilt, und daß die Patienten in Deutschland mit Sicherheit nicht die Diät einhalten, die einige der Vortragenden in Goa verlangten. Die Urintherapie *wirkt eben einfach,* sagte Carmen Thomas.

Tee, Kaffee und Alkohol sollten vermieden werden. Das ist sinnvoll, denn Koffein wirkt harntreibend und regt die Nieren dazu an, mehr Flüssigkeit zu extrahieren, als dies normalerweise der Fall wäre. Ich möchte außerdem hinzufügen, daß alle koffeinhaltigen Lebensmittel und Getränke, wie zum Beispiel Matetee und Lebensmittel, die Schokolade enthalten, gemieden werden sollten. Wenn ich von Tee spreche, meine ich im allgemeinen grünen Tee oder den normalen schwarzen Frühstückstee, die aus derselben Pflanze (camellia sinsensis) gewonnen werden und Koffein enthalten. Kräutertees, einschließlich medizinische Kräutertees, enthalten kein Koffein (manche betrachten zwar Matetee als medizinischen Kräutertee – aber Matetee ist koffeinhaltig) und können die Urintherapie positiv unterstützen. Eine zu kalorienreiche und eine extrem einseitige Ernährung sollte vermieden werden. Einige sehr strenge Urintherapeuten haben eine lange Liste von Anweisungen erstellt, an die sich diejenigen, die sich einer therapeutischen Urinanwendung unterziehen, halten sollten. Die meisten, wenn nicht alle, dieser gerade aufgezählten Maßnahmen wirken zu einem gewissen Grad bereits therapeutisch – die Urintherapie verstärkt nur ihren Erfolg. Natürlich sollte man bei einer schweren Krankheit alle verfügbaren therapeutischen Mittel anwenden, und es sollte darüber hinaus eine strenge, genau auf die jeweiligen Beschwerden abgestimmte Diät eingehalten werden.

Die moderne Medizin ist eine sehr junge Wissenschaft, und auch die Urintherapie als Heilmethode wurde erst vor kurzem wiederentdeckt. Wir sind von tausenden synthetischen Chemikalien umgeben, und bis jetzt konnte niemand genau sagen, ob bestimmte synthetische Medikamente negative Auswirkungen auf die Urintherapie haben. Auch in naher Zukunft sind hier keine klaren Erkenntnisse zu erwarten. Ich habe mit Urintherapeuten auf der ganzen Welt über diese Frage gesprochen und nach diesbezüglichen Berichten Ausschau gehalten. Die aktuellen Fakten sind durch den auf S. 160 angeführten Informationsdienst erhältlich.

Alle Urintherapeuten sind sich darüber einig, daß die Eigenharntherapie auf jeden Fall eine für den jeweiligen Patienten perfekt maßgeschneiderte Therapie ist, weil der Urin genau jene Gegenmittel enthält, die der Körper des Patienten in dem Augenblick gerade braucht. Ich bin der Meinung, daß eine ausgewogene Diät am besten als Grundlage für eine Urintherapie geeignet ist, die darauf abzielt, die Gesundheit aufrechtzuerhalten und Krankheiten überhaupt nicht erst entstehen zu lassen. Falls notwendig, sollte die Urintherapie nach Maßgabe der Erfordernisse in die Ernährung integriert werden.

So wird zum Beispiel bei Bissen von Schlangen oder giftigen Spinnen als Erste-Hilfe-Maßnahme empfohlen, möglichst rasch Urin zu trinken. Natürlich sollten daneben auch alle anderen verfügbaren Behandlungen durchgeführt werden.

Der Urin eines Menschen, der von einer giftigen Pflanze gegessen hat, wie dies in religiösen Zeremonien immer noch geschieht, kann die *positiven* Wirkstoffe dieser Pflanze enthalten, ohne daß die Nebenwirkungen des Giftes wirksam werden. Ein Freund aus Südamerika erzählte mir vor einigen Monaten, daß die Eingeborenen in einem abgelegenen Gebiet für ihre religiösen Zeremonien eine halluzinatorische Pflanze verwenden. Die Frauen, die in diesem Gebiet leider keine besondere Wertschätzung genießen, essen als erste von der Pflanze, worauf sie von schmerzhaften Krämpfen in der Magengegend geschüttelt werden. Die Männer trinken dann den von den Frauen gesammelten Urin. So kommen sie in den *Genuß* der halluzinatorischen Wirkung, ohne unter den negativen Nebenerscheinungen zu leiden.

Ähnliche Berichte liegen aus der keltischen Kultur der Druiden vor. Der magische Pilz, aller Wahrscheinlichkeit nach der Fliegenpilz (Amanita muscaria), ist zwar giftig, besitzt aber auch halluzinatorische Eigenschaften. Berichten zufolge mußten zuerst Knaben oder junge Männer die Pilze essen, und dann tranken die älteren Druiden den gesammelten Urin dieser Knaben und jungen Männer. So hatten auch sie die gewünschten Halluzinationen, ohne von unangenehmen Nebenwirkungen beeinträchtigt zu sein. Das Gift des Pilzes bleibt einige Monate lang im Körpersystem, während der halluzinatorische Effekt nur etwa 12 Stunden dauert. Die Zeit, die man braucht, um sich zu erholen, beträgt allerdings einige Tage.

Der Fliegenpilz wird auch vom Volk der Sami in Lappland verwendet. Die Rentiere mögen den Pilz. Wenn die Rentierherde zusammengetrieben werden soll, werden getrocknete Fliegenpilze für die Tiere ausgestreut, die dann viel leichter zu behandeln sind.

Ich bin in dem Buch „Plants of the Gods“ noch auf einen anderen Bericht über denselben Pilz – den Fliegenpilz – gestoßen, der ein ähnliches Verfahren beschreibt, das in Sibirien angewendet wird.

„Diese sibirischen Pilzesser hatten keine anderen Rauschmittel, bis die Russen den Alkohol einführten. Sie trockneten die Pilze in der Sonne und nahmen sie entweder pur oder als Extrakt in Wasser, Rentiermilch oder einem Saft verschiedener süßer Pflanzen zu sich. Wenn der Pilz als ganzes geschluckt wurde, wurde er zuerst im Mund angefeuchtet, oder eine Frau rollte ihn in ihrem Mund zu einem feuchten Kügelchen, das die Männer dann schluckten. Aus der zeremoniellen Verwendung des Fliegenpilzes entstand ein Ritual des Urintrinkens, als die Stammesangehörigen erkannt hatten, daß die psychoaktiven Wirkstoffe des Pilzes den Körper unverändert oder in Form noch aktiver Metaboliten passieren – ein Phänomen, das bei halluzinogenen Pflanzenwirkstoffen äußerst selten ist. Ein früher Bericht über die Koryak erwähnt, daß sie auf einige dieser Pilze Wasser gießen und sie kochen. Dann trinken sie die Flüssigkeit, von der sie berauscht werden; die ärmeren unter ihnen, die es sich nicht leisten können, einen Vorrat dieser Pilze anzulegen, lungern bei diesen Gelegenheiten um die Hütten der Reichen herum und warten darauf, daß die Gäste herauskommen und Wasser lassen. Dann fangen sie deren Urin in einer Holzschüssel auf und trinken ihn gierig, da er immer noch einige Wirkstoffe des Pilzes enthält. Auf diese Weise werden auch sie berauscht.“ (Schultes, R.E., & Hofmann, Albert, Healing Arts Press)

Andere Geschichten, die mir zu Ohren gekommen sind, drehen sich um moderne illegale oder sogenannte soziale Drogen, wie Opium, Morphium, LSD und so weiter. Da eine Sucht sehr teuer ist, trinken manche den eigenen Urin oder den anderer, um ein zweites Mal – wenn auch in abgeschwächter Form in den Genuß der Droge zu kommen. Angeblich werden dadurch auch die negativen Wirkungen der Droge verringert oder eliminiert.

Vor einigen Monaten rief mich eine Frau an und sagte: *„Harald ich muß Dich anrufen, um Dir für Dein Buch, das Du geschrieben hast zu danken. Ich kann Dir meinen Namen nicht nennen, aber ich finde es wichtig, daß Du veröffentlichst, was ich Dir zu sagen habe. Ich bin abhängig von harten Rauschgiften, und benutze jede Methode, um meine Abhängigkeit zu finanzieren. Ich muß Dir da sicher nicht erzählen, daß ich kriminelle Methoden benutzen muß, um ans nötige Geld zu kommen. Nachdem ich Dein Buch gelesen habe, recyceln meine Freunde und ich unsere teuren Drogen, indem wir unseren eigenen Urin trinken, was sehr gut funktioniert. Wir haben denselben Effekt, fühlen uns aber danach nicht zu schlecht. Das gute an der Methode ist, daß wir nicht mehr soviel Geld brauchen und wir dadurch bessere Menschen sind. Bitte erzähle anderen davon und nochmals besten Dank dafür, daß Du das Buch geschrieben hast."*

Dieser Anruf schockierte mich richtig, machte mich aber auf der anderen Seite sehr glücklich. Ich nahm niemals solche Drogen ein, aber ich kenne einige Leute, die abhängig sind und weiß, welche Probleme damit verbunden sind. In den letzten Monaten erhielt ich zwei weitere Anrufe dieser Art und hoffe, daß eventuell Abhängige sich selber mit Urin ganz unabhängig machen. Besten Dank an die Frau, die mich anrief.

Dr. S.S. Saraswati, Autor des Buches *„Amaroli"*, hat Richtlinien für die innere Anwendung von Urin erstellt, wie im folgenden kurz zusammengefaßt:

Bei manchen Menschen tritt während des Heilungsprozesses eine Krise auf, bei der sich die Symptome zunächst verstärken, bevor eine Besserung eintritt. Das ist in der traditionellen Medizin ganz normal, und meiner Meinung nach sollte die Behandlung eine Zeitlang eingestellt werden, bevor sie nach einigen Tagen mit einer sehr geringen Dosis, die von Tag zu Tag erhöht wird, wieder aufgenommen wird. Wir sind alle verschieden, wir ernähren uns anders und reagieren anders, und wenn eine bestimmte Dosis oder Behandlung bei den meisten Menschen wirkt, so bedeutet das nicht, daß sie bei allen wirken muß. Mit einer geringeren Dosierung lassen sich die Anfangsprobleme einer neuen Therapie minimieren oder vollkommen ausschalten. Während des Heilungsprozesses der Urintherapie kann es vorkommen, daß manche Menschen mit folgenden Symptomen reagieren:

Husten und Erkältung

Möglicherweise eine Reaktion der Atemwege der Lunge aufgrund des Schleimauswurfs.

Allgemeine Schwäche

Möglicherweise die Folge einer zu übermäßigen Menge an Toxinen. Empfohlen werden viel Ruhe und eine gute Ernährung.

Fieber

Unerklärliches, schwaches Fieber könnte ein Zeichen dafür sein, daß der Körper Toxine verbrennt.

Dünner Stuhl

Möglicherweise reagiert der Körper auf das Trinken von Urin mit dünnem Stuhl.

Hautausschläge

Drei bis sieben Tage lang können Pickel und Furunkel auftreten.

Erbrechen

Erbrechen ist in erster Linie eine Reaktion der Psyche und nicht des Magens. Ernährungsbedingt, noch mehr aber während Krankheiten wie Fieber und Gelbsucht, kann Urin übel riechen und schmecken. Er ist leichter zu trinken, wenn er mit Wasser vermischt wird. Dr. S.S. Saraswati sagt, daß *„Erbrechen insofern gut ist, als es den Magen reinigt, ebenso wie es das Kunjal Kriya tut. Deshalb braucht man sich darüber keine übermäßigen Sorgen zu machen. Nach dem Erbrechen ist das Übelkeitsgefühl meist verschwunden, und man fühlt sich besser. Bei anhaltendem Erbrechen und Würgen sollte man jedoch ärztliche Hilfe in Anspruch nehmen. Nach dem Erbrechen von Urin sind Ruhe und die Einnahme von leichten Flüssigkeiten, wie Zitronenwasser oder einem anderen Flüssigkeitsersatz, zu empfehlen. Wenn man sich vollständig ausgeruht fühlt, kann man es wieder mit Amaroli versuchen."*

Herz-, Nieren- oder Leberkrankheiten

Menschen mit Symptomen dieser Krankheiten sollten einen erfahrenen Therapeuten zu Rate ziehen.

In der Schwangerschaft

Schwangere sollten den ersten Morgenurin nicht trinken. Eingenommen werden sollte nur der dritte Urin des Tages, nachdem bereits andere Getränke, wie Milch, Tee oder Wasser konsumiert wurden. Auf Urin, der zu beißend oder zu konzentriert ist, ist ebenso wie auf dunklen Urin zu verzichten.

Dr. S.S. Saraswati: *„Bei manchen Krankheiten wird der Urin konzentriert, beißend und übelschmeckend. Ich empfehle, diesen Urin zu verwenden, obwohl es unangenehm ist. Konzentrierter und spärlicher Urin kann Mineralsalze und andere wertvolle Bestandteile enthalten. Nehmen Sie ihn mit viel Wasser ein."*

Shri Jagdisch Shah gab in seiner Rede bei der ersten Weltkonferenz über Urintherapie in Goa, Indien, weitere warnende Hinweise:

Langes Fasten sollte nur unter Aufsicht eines erfahrenen Urintherapeuten durchgeführt werden.

Während des Fastens werden Krankheiten durch die Eliminierung der angesammelten Toxine und Schlackenstoffe aufgespürt. Diese Stoffe werden über die Haut in Form von Pickeln und Hautausschlägen, durch den Anus in Form häufiger Stühle oder sogar durch den Mund in Form von Schleim ausgeschieden. Manchmal können auch Husten und Erkältungen oder auch Fieber auftreten. Das sind Zeichen dafür, daß schädliche Stoffe ausgeschieden werden. Deshalb sollte der Prozeß nicht unterbrochen werden. All diese Symptome klingen nach einigen Tagen ab, wenn man das Fasten und die Massagen fortsetzt.

Kapitel 3: Wie funktioniert die Urintherapie?

Dr. David G. Williams: *„Der genaue Wirkungsmechanismus der Urintherapie ist noch nicht vollständig erforscht. Das ist eigentlich nicht überraschend – denn wenn es darum geht, wie man eine perfekte Gesundheit erreicht, dann sind wir heute nicht viel weiter als vor hundert Jahren.“* und

„Wie gut funktioniert die Urintherapie eigentlich? Ehrlich gesagt, wahrscheinlich zu gut. Sie funktioniert so gut, daß wir in den nächsten Jahren in den Zeitungen wahrscheinlich eine Reihe von negativen Geschichten darüber lesen werden.“

Die folgenden Informationen über die Wirkungsweise der Urintherapie stammen von Dr. Ryoichi Nakao, Vorsitzender des japanischen M.C.L.-Instituts:

In den letzten Jahren gab es derart viele Berichte über die Wirkung der Eigenharn-Therapie, daß ich gar nicht zu erwähnen brauche, wie wirkungsvoll sie ist, und daß sie überall auf der Welt angewendet wird. Statt dessen möchte ich mich auf ihre Wirkungsweise konzentrieren.

Zuvor möchte ich jedoch kurz über einige menschliche Instinkte sprechen:

1. *Die Reproduktion zwecks biologischer Fortpflanzung ist ein Instinkt.*

2. *Die Einnahme lebenserhaltender Materie ist ein Instinkt.*

3. *Die Einnahme des eigenen Urins zur Bekämpfung von Störungen des menschlichen Körpers könnte ebenfalls als Instinkt bezeichnet werden. Die Eigenharn-Therapie ist seit über 4.000 Jahren bekannt, und das spricht dafür, daß es sich um einen Instinkt handelt. Tatsächlich nehmen wir als Föten im Bauch unserer Mutter alle Urin zu uns (anders ausgedrückt: das Fruchtwasser enthält Urin).*

Nach Ansicht von Dr. Ryoichi Nakao müssen wir, wenn wir den Wirkungsmechanismus der Eigenharn-Therapie untersuchen wollen, zunächst beachten, daß die hohe Wirksamkeit dieser Therapieform noch nicht bedeutet, daß es sich dabei um eine Medizin handelt. Der Urin ist eine Informationsquelle über die Krankheit des Körpers, oder, anders ausgedrückt, eine Blaupause der im Körper aufgetretenen Veränderungen.

Aus den nachstehend angeführten Gründen glaube ich, daß diese im Urin enthaltenen Informationen, wenn sie die Kehle passieren, von dort befindlichen Sensoren analysiert werden, und daß in der Folge das Immunsystem aktiviert wird, das die betreffende Krankheit dann heilt. Das heißt, dem Gehirn wird signalisiert, daß es die notwendigen Funktionen aktivieren muß, damit das Leiden geheilt werden kann.

1. *Experimente haben ergeben, daß keine Wirkung gegeben war, wenn der Urin einen Monat lang unter Umgehung der Kehle mit Hilfe eines Katheters in den Magen gebracht wurde.*

2. *Die Tatsache, daß die Blase, das Harnsystem und die Nieren von Krebs befallen werden, beweist, daß das Vorhandensein von Urin im Körper keine direkten Auswirkungen auf die karzinogenen Zellen hat. Wenn derselbe*

Urin jedoch oral eingenommen wird und die Kehle passiert, wurde eine Minderung des Wachstums der karzinogenen Zellen oder ein völliges Verschwinden des Krebsgeschwürs festgestellt.

3. *Selbst wenn der Urin nicht eingenommen, sondern nur mit ihm gegurgelt wurde, waren die Effekte dieselben wie bei Einnahme des Urins.*

4. *Wenn unmittelbar nach der Einnahme von Urin mit Wasser gegurgelt wurde, war keine Wirkung feststellbar.*

5. *Bei Interferon, einer der vielen im Urin enthaltenen bioaktiven Substanzen, ist die Situation insofern ähnlich wie bei der Eigenharn-Therapie, als schon winzige, oral eingenommene Mengen ausreichen, um dem Gehirn jene Informationen zu liefern, die es braucht, um den Körper zu heilen. Bei klinischen Versuchen hatten nur 100 IU oder 1/100.000 der Million Internationalen Einheiten Interferon, die auf oralem Weg verabreicht wurden, dieselbe Wirkung wie 10 Millionen durch Injektion verabreichte Einheiten* (Hayashibara Biochemical Labs., Inc., Okayama, Japan, und Dr. Cummings von Amarillo Cell Culture, Amarillo, Texas).

Aufgrund der oben angeführten Erkenntnisse kann davon ausgegangen werden, daß Sensorzellen, die auch die geringsten Veränderungen im Körper registrieren, diese Veränderungen kontrollieren können, wenn sie von den richtigen, im Urin enthaltenen Informationen angeregt werden. Dr. Ryoichi Nakao zufolge finden sich solche Zellen in der Mundhöhle und im Hals.

Dr. Nakaos Theorie der Anregung der Zytokinproduktion (Anmerkung: Zytokinese ist die Lehre vom Wachstumsverhalten der Zellen) erklärt weiter, daß der Urin die Informationsquelle für eine bestehende Krankheit ist. Wenn er in den Rachen gebracht wird, erkennen die Sensorzellen diese Information und geben sie an das Gehirn weiter.

Das Gehirn regt seinerseits die Zytokinproduzierende Drüse an, die das Immunsystem reguliert.

Ausgehend vom Gehirn bewirkt nun Interleukin X in Kombination mit anderen Enzymen, daß Zytokine produziert werden, was zu einer Heilung der Krankheit führt.

Seit langem ist bekannt, daß Propolis, ein aus Honigzellen gewonnener Extrakt, eine antibakterielle und tumorbekämpfende Wirkung hat.

Laut japanischen Forschungen steigert mit Propolis vermischter Urin die Wirkung gegen Krebs, Hepatitis und andere Krankheiten (Dr. Ryoichi Nakao).

Immunsystemregulierende Faktoren waren ursprünglich unter dem Namen Interleukin (IL) bekannt. Später wurden Interleukine, koloniestimulierende Hormone, Interferon und andere ähnliche Substanzen allgemein als Zytokine bezeichnet, da sie von Zellen abgesondert werden und andere Zellen auf die eine oder andere Weise beeinflussen (Dr. Ryoichi Nakao).

Sr. S.S. Saraswati erklärt in seinem Buch *Amaroli:*

Amaroli – ein Weg des Yoga
Ich bin mit dem Thema „Amaroli" (Urin) vertraut und habe persönliche Erfahrungen mit seiner Verwendung sammeln können. Natürlich habe ich es nicht für Therapiezwecke verwendet, sondern um Vajroli Kriya (die Zurückhaltungsübung) zu perfektionieren.

In der Zeit von 1943 bis 1978 verzeichnete ich aus der Verwendung von Amaroli weder für Therapie- noch für Vajrolizwecke jemals ein negatives Ergebnis. Erst vor kurzem trat ein sehr kranker Herr an mich heran und fragte mich, was ich von Amaroli hielte. Ich empfahl ihm, es selbst auszuprobieren und festzustellen, was passieren würde. Heute, zwei Monate später, ist er vollkommen gesund.

Vom Gesichtspunkt des Heilens aus betrachtet: Wenn sich zeigt, daß Amaroli weniger gefährlich ist als die therapeutische Anwendung von Medikamenten, synthetischen Hormonen und verschiedenen anderen chemischen Substanzen, wenn es sich als weniger ätzend und ernährungsphysiologisch weniger schädlich erweist als Coca Cola und 7-Up, wenn es weniger abhängig und berauschend wirkt als Alkohol, weniger Toxine produziert als eine fleischreiche Ernährung und wenn es weniger eklig ist als Gelatine, die aus den Hufen und Sehnen von Tieren hergestellt wird, dann bin ich mir sicher, daß es ein Segen für die Menschheit ist.

Ich bin persönlich davon überzeugt, daß wir die Fakten über Amaroli wahrheitsgetreu wiedergeben sollten. Dann wird die Menschheit vielleicht erkennen, daß Amaroli noch viel mehr positive Möglichkeiten in sich birgt als ursprünglich angenommen.

Präventivtherapie?

Ich weiß, was Sie denken: Es ist ein gewisser Widerspruch, gleichzeitig von „präventiv“ und von „Therapie“ zu sprechen.

Es gibt aber einen guten Grund dafür. Ich höre oft, daß Menschen Medikamente einnehmen, um bestimmten Krankheiten vorzubeugen. Es besteht kein Zweifel, daß es besser ist, Krankheiten zu verhindern als sie zu heilen. Aber wie kann man wissen, welche Krankheiten man bekommen wird? Aus Angst vor Krankheiten verwenden die Menschen starke natürliche Medikamente, um gar nicht erst krank zu werden.

Eine Therapie gegen etwas durchzuführen, was gar nicht existiert, bedeutet eher, eine Krankheit herbeizuführen als eine zu verhindern. Dazu kommt, daß sich der Körper eines Menschen, der regelmäßig über längere Zeit hinweg eine starke Kräutermixtur wie *Schwedenbitter* zu sich nimmt, an diese Dosierung gewöhnt und nicht mehr reagiert, wenn es wirklich notwendig wäre. Der Körper entwickelt eine Resistenz, und das therapeutische Stimulans, das für eine Heilung notwendig wäre, wird nicht mehr erreicht.

Die einzige präventive Methode besteht nicht in einer Therapie, sondern in einem natürlichen, in jeder Hinsicht ausgewogenen Leben, durch das man sich seine Gesundheit erhält.

Eine Therapie ist nur dann notwendig, wenn wir aus dem Gleichgewicht geraten sind.

Die Urintherapie ist eigentlich keine Therapie, sondern eine Methode für gesunde Menschen, ihre Gesundheit zu erhalten und Mineralstoffe, Enzyme, Hormone, Aminosäuren und so weiter einer Wiederverwertung zuzuführen.

Urin wird automatisch zu einer therapeutischen Medizin, wenn der Körper erkrankt. Der Urin enthält die genau für die jeweilige Person und die Krankheit maßgeschneiderten Gegenmittel, und, wenn er getrunken wird, unterstützt er den Körper im Kampf gegen die Krankheit.

Urin kann auch verwendet werden, um mit Hilfe von Sonnenlicht Lebensmittel in Wasser zu züchten, wie im Fall von Spirulina. Toro Mattsui, ein alter japanischer Philosoph, der zurückgezogen auf dem Berg Hakone in der Nähe von Tokio lebt, ist der lebende Beweis dafür, daß Spirulina ein Vollwert-Lebensmittel für den Menschen darstellt. Angeblich lebte er 15 Jahre lang bei guter Gesundheit ausschließlich von Spirulina, die er auf seinem eigenen Abfall züchtete. Genauere Einzelheiten erfahren Sie in meinem Buch „Spirulina, micro food, macro blessings".

Die Qualität Ihrer eigenen perfekten Medizin

Die Qualität des Urins hängt von der Ernährung ab. Wichtig ist auch, ob Nieren, Blase und Harntrakt gesund sind.

Die Qualität des Urins verändert sich von Minute zu Minute. Urin hat Tausende von Bestandteile. Wenn man die Urintherapie anwendet, muß man sich überlegen, welche Komponenten der Medikamente, die man einnimmt, und welche anderen Bestandteile der Ernährung im Urin recycelt werden.

Wie bereits erwähnt, wird die Urintherapie am häufigsten zur Aufrechterhaltung der Gesundheit angewendet. Berichte aus westlichen Ländern wie Deutschland zeigen, daß eine Einnahme von nur 200 ml täglich (etwa ein Champagnerglas voll) bereits positive Auswirkungen auf das Wohlbefinden hat; Nebenwirkungen durch Kaffee, Tee, Tabak, Alkohol und allopathische Medikamente wurden nicht beobachtet. Wer durch die Einnahme hoher Urindosen eine schwere Krankheit bekämpfen möchte, muß sich auf jeden Fall einen perfekten Diätplan zurechtlegen. Nahrung ist auch Medizin und damit ein primärer Auslöser von Krankheiten. Durch eine gesunde Ernährung verbessert sich auch der Urin. Es gibt viele Bücher zu dem Thema „Wir sind, was wir essen“, in denen beschrieben wird, wie man mit einem bestimmten Diätplan bestimmte Krankheiten behandeln kann. Im Kapitel *Krankheiten und ihre allgemeine Behandlung* und im Kapitel *Gesundheitsfasten* finden Sie einige Vorschläge und Empfehlungen.

Wichtige Inhaltsstoffe des Urins und ihre Wirkungen

Da die Harnanalysen bei jedem Menschen von Minute zu Minute eine andere Zusammensetzung ergeben, sind Urinproben eines Menschen so unterschiedlich wie Fingerabdrücke verschiedener Menschen. Das macht es den Wissenschaftlern schwer zu verstehen, warum Urin wirkt. Mich persönlich interessiert nicht so sehr, warum er wirkt; wichtig ist mir nur, *daß* er es tut. Dieses Buch habe ich geschrieben, weil ich das Gefühl hatte, daß ich die Menschen über diese wundervolle Gratis-Medizin informieren sollte. Wissenschaftler haben versucht, bestimmte Bestandteile des Urins herauszufiltern; der einzige Bestandteil ohne Nebenwirkungen ist dabei Harnstoff. Alle anderen Einzelsubstanzen, die heute Bestandteile von Medikamenten sind, haben unerwünschte Nebenwirkungen. Im Urin hingegen sind sie frei von diesen Nebenwirkungen, und deshalb ist der ungefilterte Urin eine ganzheitliche Medizin. Unter den tausenden Bestandteilen des Urins gibt es einige wichtige Substanzen, deren Wirkung besonders hervorgehoben werden sollte.

Agglutinine und Präzipitine

Werden bei der Behandlung von Polio und ähnlichen Viren als neutralisierende Wirkstoffe verwendet.

Allantoin

Wird zur Förderung der Wundheilung verwendet. Allgemeine Verwendung als Grundbestandteil vieler Hautcremes.

Antineopiston

Kann das Wachstum von Krebszellen selektiv hemmen, während normale Zellstrukturen nicht beeinträchtigt werden.

Beta-Indolyl-Essigsäure

Somatischer Wachstumsinhibitor für Krebs- und Sarkomzellen.

DHEA
(Dehydroepiandrosteron oder Dehydroisoandrosteron)

Kann Fettleibigkeit, Diabetes, Brustkrebs und megaloblastäre Anämie verhindern. Regt das Wachstum von Knochenmark an. DHEA scheint im Zusammenhang mit dem Altern zu stehen.

Directin

Diese Substanz kann bewirken, daß sich Krebszellen in Reihen anordnen.

Faktor S

Ein natürliches Schlafmittel.

Magensaft-Produktionshemmer

Bekämpft das Wachstum von Magen- und Zwölffinger-darmgeschwüren.

H-11

Hemmt das Wachstum von Krebszellen.

Interleukin-1

Eine Art Katalysator.

Anorganische Substanzen

Das sind Bikarbonate, Chloride, Kobalt, Phosphorverbindungen, Schwefelbromid, Fluorid, Jodid, Rhodanid, Kalium, Natrium, Kalzium, Eisen, Kupfer, Selen, Blei, Quecksilber, Zink usw.

Natürliches Kortison

Ein bekanntermaßen heilender Wirkstoff.

Unbenannte Hormone

Zwischenhirn- und Körpergewichtsregulatoren.

Globulin-Proteine

Enthalten verschiedene Antikörper gegen spezifische Allergene. Als identisch mit Immunglobulinen des Blutserums erkannt.

Prostaglandin

Bekannt als empfängnisverhütendes Mittel, wird auch zur Senkung des Blutdrucks eingesetzt.

Protease

Immunologisch aktives Produkt.

Rennin

Stärkt den Tonus der Blutgefäße und wirkt blutdruckkontrollierend.

Urokinase

Ein gefäßerweiternder Wirkstoff, der den Blutstrom fördert und den Muskeltonus verbessert.

Harnstoff

Verleiht dem Urin seine antibakterielle Eigenschaft. Ein oxidierender Wirkstoff und ein organisches Lösungsmittel, kann Körperfette und natürliche Sekrete auflösen.

Harnsäure

Trägt zur Verlangsamung des Alterungsprozesses und zur Eliminierung freier Radikale bei. Zeigt auch eine tuberkulostatische Wirkung.

Harnpeptid oder Polypeptid

Kann zum Nachweis einer tuberkulostatischen Aktivität verwendet werden.

3-Methyl-Glyoxal

Wurde von Albert Szent Gyorgi aus dem Urin isoliert. Kann angeblich Krebszellen zerstören.

Die Dosierung

Die Dosierung hängt von Ihren Bedürfnissen oder Zielen und von der Form ab, in der Sie den Urin einnehmen – d.h., ob Sie ihn frisch trinken, in Form von Tropfen oder homöopathisch zubereitet zu sich nehmen. Die Frage ist, ob Sie den Urin nur zur Aufrechterhaltung Ihrer Gesundheit einnehmen (und sich hoffentlich gleichzeitig ausgewogen ernähren) oder ob Sie bereits bedeutende, schwerere Krankheiten bekämpfen möchten. Die nachstehend angegebenen Dosierungen dienen der Erhaltung der Gesundheit und der Behebung kleinerer Beschwerden. Empfohlene Dosierungen für die Behandlung schwerer Krankheiten finden Sie in dem Kapitel *Krankheiten und ihre allgemeine Behandlung.*

Wir sind alle verschieden, reagieren anders und ernähren uns anders. Deshalb ist auch unser Urin von Tag zu Tag, von Minute zu Minute und von Person zu Person verschieden. Ein weiterer wichtiger Faktor ist die Menge der Flüssigkeit, die wir trinken, denn diese verändert die Konzentration des Urins. Ist der Urin durch eine zu geringe Aufnahme von Wasser oder durch starkes Schwitzen stark konzentriert, so kann er mit Wasser verdünnt werden.

Frischer Urin. Die häufigste Dosierung bei frischem Urin ist 200 bis 300 ml aus der Mitte des Morgenurinstrahls. Wie im Unterkapitel *Warnungen* erwähnt, gilt dies nicht für schwangere Frauen.

Homöopathischer Urin wird stündlich eingenommen. Dabei werden drei Tropfen der Tinktur unter die Zunge gebracht. Sobald eine Besserung des Problems, wie zum Beispiel einer Allergie, festgestellt wird, kann das Zeitintervall zwischen den Verabreichungen verlängert werden. Normalerweise übernimmt das körpereigene Immunsystem die

Bekämpfung der Beschwerde nach drei Tagen, und die Behandlung kann eingestellt werden.

Urintropfen werden unter die Zunge gebracht. Anstatt eine größere Quantität zu trinken, tropft man mit einer Pipette 1 bis 20 Tropfen aus der Mitte des morgendlichen Urinstrahls unter die Zunge.

Am ersten Tag ~ 1–5 Tropfen; am zweiten Tag ~ 5–10 Tropfen und am dritten Tag ~ 5–10 Tropfen, aber zweimal täglich – das erstemal früh am Morgen und das zweitemal kurz vor dem zu Bett gehen.

Diese Dosierung kann solange beibehalten werden, bis die jeweilige Beschwerde abgeklungen ist. Die Dosis kann bei Bedarf aber auch erhöht werden.

Siehe dazu auch das Kapitel *Techniken der Urintherapie.*

Das Gesundheitsfasten

Ernährungsbedingte Probleme sind heute so häufig wie nie zuvor. Während zahllose Menschen auf der ganzen Welt verhungern, essen viele andere zu viel. Die Frage ist nur, welcher Tod „schöner" ist – Verhungern oder der langsame Tod durch übermäßiges Essen. Es mag vielleicht eigenartig klingen, aber das Fasten ist eine der besten Heilmethoden überhaupt. Durch die Entlastung des Magens und des Darms kann sich das Herz stärken und regenerieren. Viele Religionen haben die positive Wirkung des Fastens auf die Gesundheit erkannt. Die meisten kennen Fastentage, an denen überhaupt nichts gegessen wird, oder längere, oft einige Wochen dauernde Fastenzeiten, in denen nur einige ausgewählte Lebensmittel gegessen werden dürfen. Kranke Tiere fasten fast immer so lange, bis sie wieder gesund sind, und viele fasten in Zeiten großer Anstrengung. Von Aal und Lachs ist bekannt, daß sie während der langen Wanderschaft zu ihren Laichgründen fasten. Zugvögel fliegen tausende Kilometer, ohne irgendeine Nahrung zu sich zu nehmen.

Eine mit Fasten kombinierte Urintherapie ist extrem wirksam bei chronischen Krankheiten. Wenn Sie diese Behandlung durchführen wollen, sollten Sie schon eine Zeitlang an das Trinken von Urin gewöhnt sein. Vermeiden Sie einige Tage, bevor Sie mit dem *Urinfasten* beginnen, proteinreiche, fette und ausgebackene Lebensmittel. Essen Sie viel Obst und Gemüse, um den Darm zu reinigen und eine bessere Urinqualität zu erzielen.

Trinken Sie während des Fastens ausschließlich Wasser und Urin. Ein kleiner Hinweis: Entspannung ist sehr wichtig. Urintherapeuten empfehlen sogar, während des Fastens keine Bücher zu lesen und nicht fernzusehen. Wie beim normalen Urintrinken werden zu Beginn nur morgendlicher Mittelstrahlurin und sauberes Wasser verwendet. Nach einiger Zeit wird der gesamte Urin getrunken. Die Patienten berichten, daß der Urin so klar wie Wasser wird, und daß sie bis zu alle 15 Minuten Wasser lassen müssen. Um zu häufiges nächtliches *Aufstehen* zu vermeiden, wird der abendliche Urin für andere Behandlungen wie Bäder, Kompressen oder Massagen aufbewahrt. Die Länge der Fastenzeit ist eine individuelle Entscheidung und hängt auch von der Art der zu heilenden Krankheit ab. Während des Fastens, das über zwei Wochen oder länger durchgeführt werden kann, verspüren die wenigsten Menschen Hunger. Wer einmal gefastet hat, tut es oft nach einiger Zeit wieder, ohne daß dazu eine Notwendigkeit besteht. Der Grund dafür ist für viele, daß sie sich während des Fastens so wohl gefühlt haben. Es ist empfehlenswert, sich vor dem ersten Fasten von einem erfahrenen Urintherapeuten beraten zu lassen.

Nach dem Fasten sollten Sie auf keinen Fall sofort wieder schwere Nahrung zu sich nehmen. Verwenden Sie keinen anderen Urin mehr als den morgendlichen Mittelstrahlurin, und beginnen Sie mit einem Glas Apfel-, Trauben- oder Zitronensaft. Am nächsten Tag erhöhen Sie die Saftmenge und beginnen Gemüse zu essen, bis Sie wieder zu einer gesunden, ausgewogenen Ernährung zurückgefunden haben. Siehe dazu auch das Unterkapitel *Warnungen.*

Fremder Urin

Es ist sicher nicht leicht, mit der Urintherapie zu beginnen. Vielen fällt es schwer, auch nur daran zu denken, ihren eigenen Urin zu trinken. Und wie steht es dann erst mit dem Urin von anderen Menschen oder gar Tieren? Nun gut, wir wissen, daß die Druiden, die Römer, die Russen und so weiter Urin anderer Menschen tranken, und daß die Anhänger der Yogis den Urin ihrer Meister als Getränk schätzten. Aber in der indischen Ayurveda-Medizin wird sogar der Urin von Kühen verwendet, um Leberzirrhosen, Kopfschmerzen, Fieber und chronische Malaria zu behandeln. Der Urin von Kühen wirkt harntreibend und abführend. In anderen Gebieten wird Ziegenurin zur Behandlung derselben Krankheiten wie Kuhurin verwendet, dient aber darüber hinaus auch zur Behandlung von Gelbsucht und zur Entwurmung. Herz-Kreislauf-Erkrankungen werden mit dem Urin von Kamelen behandelt.

Sind Sie ganz sicher, daß Sie in Ihrem Leben noch nie den Urin anderer Menschen oder Tiere konsumiert haben? Vielleicht sollten Sie einmal genau nachdenken. Haben Sie jemals eine Gesichtscreme mit dem Bestandteil Urea (Harnstoff) gekauft? Harnstoff wird aus Urin gewonnen! Oder ist Ihnen eine harnstoffhaltige Creme gegen Hautprobleme wie *Urocine oder Panafil,* eine Harnstoff/Papinsalbe für Hautgeschwüre, Verbrennungen und Infektionen, oder eine Creme zur Zervixbehandlung wie *Amino-cervix* oder *Premarin,* ein aus Urinextrakt bestehender Östrogen-Ersatzstoff, oder *Metrodin,* ein hochreines Hormon zur Erhöhung des Östrogenspiegels verschrieben worden? Oder wurde Ihnen noch nie ein Östrogen wie *Premarin* verschrieben, das aus dem Urin von Stuten hergestellt wird? Oder ein Fruchtbarkeitsmedikament wie *Pergonal,* das aus dem Urin von 110 000 südamerikanischen und italienischen Frauen gewonnen wird, die ihre Menopause hinter sich haben? *Pergonal* wird auch zur Anregung der Spermaproduktion beim Mann und zur Herbeiführung von Eisprung und Schwangerschaft bei der Frau verwendet. Oder wie steht es mit harntreibenden Mitteln wie *Ureaphil,* das Harnstoff, einen Urinextraxt, enthält?

Wenn Sie auf alle obigen Fragen mit „nein" antworten können, dann haben Sie wahrscheinlich noch nie Urin von anderen Menschen oder Tieren konsumiert.

Der Urinmarkt setzt jedes Jahr mehr als 500 Millionen Dollar um. Zur Veranschaulichung nur ein paar Zahlen: Der Urin von 110.000 Frauen aus Argentinien, Brasilien, Italien und Spanien, die ihre Menopause bereits hinter sich haben, wird ebenso gesammelt wie der Urin von 7.500 trächtigen Stuten von etwa 500 Farmen in Kanada und Nord-Dakota. Dabei werden riesige Urinmengen gewonnen, aus denen Extrakte hergestellt werden, die Sie teuer bezahlen. Das Problem an Urinextrakten ist, daß die auf diese Weise gewonnenen Medikamente – mit Ausnahme von Harnstoffextrakt – Nebenwirkungen haben. Wenn unser Urin nicht von Tag zu Tag und von Person zu Person so verschieden wäre, gäbe es mit Sicherheit mehr Urinprodukte auf dem Markt. Wäre es im Lichte dieser neuen Tatsachen nicht klüger, Ihren eigenen Urin zu verwenden, der vollkommen ausgewogen und steril ist und jeden Tag nach Ihren persönlichen, momentanen Bedürfnissen vollkommen kostenlos produziert wird?

Aber wenn der Urin von Tieren bei uns Menschen wirkt, warum sollte dann menschlicher Urin nicht bei Tieren wirken? Meine Freundin Pat probierte das aus. Sie schrieb mir:

„Nicht genug, daß sich Urin ausgezeichnet für traurige kleine Pflanzen eignet, die zwar gegossen werden, aber keine Nährstoffe erhalten, auch meine kleine Hündin kam in den Genuß einer wundervollen Nebenwirkung (denn sie trinkt das überschüssige Wasser aus den Blumenuntersetzern): Ihr Hautjucken, das von einem unheilbaren Hautleiden her-

rührte, war zwei Tage, nachdem sie das urinversetzte Wasser getrunken hatte, verschwunden, und sie ist jetzt vollkommen ruhig. Ich hoffe, daß diese Erfahrung anderen Hundebesitzern helfen kann" PF.M.

Antikörper sind nicht nur im Urin enthalten, sondern auch in der Milch. Babys, die gestillt werden, sind gesünder als andere. Interessant ist auch das Verhalten von Gorillas. Wenn ihre Kinder zum Beispiel Durchfall haben, frißt die Mutter ein wenig von dem Stuhl des Kleinen, worauf sich dieser innerhalb von höchstens 24 Stunden normalisiert.

Die Behandlung mit Urin – Beispiele

Die Eigenharn-Therapie ist eine perfekte medizinische Behandlung, die sich genau auf die Bedürfnisse des einzelnen abstimmen läßt. Menschen erkranken aufgrund von schlechter Ernährung, Streß oder irgendwelchen ererbten gesundheitlichen Problemen. Jedes Leiden – jedes *Unwohl-Sein* – hat seine Ursache.

Wir müssen die Ursache erkennen und sie ausschalten oder behandeln. Auf diese Weise können wir das natürliche Gleichgewicht wieder herstellen. Urin und andere Geschenke der Natur können uns dabei helfen, wieder zu einem gesunden Zustand zurückzufinden.

Die modernen chemischen Arzneimittel können im Tal einer akuten Erkrankung nur als Brücke dienen, sind aber langfristig nicht imstande, die Gesundheit wieder herzustellen.

Urintherapie wird in den meisten Fällen nur dann verwendet, wenn alles andere versagt. Warum versuchen die Menschen es angesichts dieser Erkenntnis und der hohen Erfolgsquote nicht zuerst mit der Urintherapie? Wenn sie es täten, würden sie sich in den meisten Fällen andere Medikamente ersparen, zumindest chemische.

Wie bei jeder Behandlung variieren Technik und Dosierung von Fall zu Fall. Sie müssen selbst herausfinden, ob Sie am besten frischen Urin trinken, homöopathischen Urin einnehmen, Tropfen unter die Zunge bringen oder andere Methoden anwenden. Wenn einer Ihrer Freunde mit einer Behandlung einen besonderen Erfolg erzielt hat, so bedeutet das nicht, daß diese Methode auch für Sie die beste ist. Wir müssen lernen, für uns selbst zu denken, eigenständige Entscheidungen zu treffen und auf unseren eigenen Körper zu hören anstatt auf andere.

Die Urintherapie ist eine wunderbare Art der Behandlung, sie wirkt aber nicht bei allen Menschen gleich gut. *Alle Krankheiten sind heilbar, aber nicht alle Patienten, weil viele ungeduldig sind.* Das ist eine alte Weisheit der traditionellen Medizin. Eine langfristige Heilung und Wiederherstellung der Gesundheit ist nur mit ganzheitlichen Methoden möglich. Pathogener Streß muß vermieden werden.

Bei allen Formen der Selbstbehandlung wird nachdrücklich empfohlen, zuerst die Diagnose eines erfahrenen Arztes einzuholen. Das ist bei der Urintherapie aber nicht notwendig. Ihr Körper stellt die Diagnose selbst, und Ihr Urin ist zu jedem gegebenen Zeitpunkt Ihre individuelle ganzheitliche Medizin.

Eine Mutter von zwei Kindern schrieb mir den folgenden Brief:

Meine zwei kleinen Jungen und ich trinken seit sechs Monaten unseren eigenen Urin. Ich mache gerade eine Scheidung durch, und ich weiß genau, was für einer Belastung ich meine Gesundheit dadurch aussetze. Mir ist aufgefallen, daß ich in Krisen jetzt viel ruhiger bin, und daß mein Haar vital und gesund aussieht. Mir geht es gut, obwohl in all den Selbsthilfebüchern, die ich lese, steht, daß man in solchen Phasen deprimiert ist. Bei mir ist das genaue Gegenteil der Fall. Ich habe das Gefühl, daß es im Leben viel zu entdecken gibt. Ich war kein einziges Mal deprimiert!

Mein jüngster Sohn, der 2 1/2 Jahre alt ist, litt unter Haarausfall am Hinterkopf. Unser Arzt war deswegen ziemlich besorgt. Diese Krankheit tritt nur bei zwei Prozent aller Kleinkinder auf! Seit wir mit der Urintherapie begonnen haben, ist sein Haar wieder nachgewachsen. Die Beine meines ältesten Sohnes (4 1/2) sind ein „gefundenes Fressen" für Stechmücken. Bisher brauchten wir immer sehr viele Pflaster, und der Heilungsprozeß kam nur langsam in Gang. Seitdem wir die Urintherapie anwenden, heilen seine Beine bemerkenswert gut. Jetzt, im Winter, gibt es in der Vorschule, in der Spielgruppe oder im Freundeskreis immer irgendein Kind, das Schnupfen oder eine Darmgrippe hat. Sie (meine Kinder) sind bisher gesund geblieben! Viele Grüße S.J.

Manchmal treten mehrere Beschwerden zugleich auf, und die Urintherapie kann das einzige Heilmittel sein, das Linderung bringt. Als ich meine Freundin, die Naturheilerin Tina White, um ihre Meinung zur Urintherapie fragte, antwortete sie: „*Urin ist eine großartige Medizin. Wenn die Leute über ihre Heilungserfolge mit Urin sprächen, würden viel mehr Menschen auf diese Behandlungsform zurückgreifen.*“ Tina hat mir die folgende Fallstudie geschickt:

Ein Mann mittleren Alters kam mit einem akuten Hautleiden zu mir. Er litt unter starkem Juckreiz; harte oder hornige Hautschichten lösten sich ab, und manche Hautstellen bluteten auch. Zu 90 Prozent war die Haut seines Körpers sehr trocken und/oder blätterte ab oder schälte sich. Die Haut an den Knien und Ellbogen war so angespannt, daß der Mann unter starken Schmerzen litt, wenn er ging, sich hinlegte oder setzte oder wenn er einfach stillstand.

Der Mann brach bei mir zusammen und begann zu weinen. Nachdem ich ihn getröstet hatte, erzählte er mir alles, was vorgefallen war, und bekannte, daß er sein Leben nicht mehr als lebenswert empfand. Er litt schon seit 18 Monaten unter diesem Zustand und konnte nun überhaupt nicht mehr arbeiten (er war Apotheker gewesen). Schließlich erzählte er mir, daß seine Frau ihn im vergangenen Monat verlassen und die Kinder mitgenommen hatte. Er war völlig verzweifelt und hatte schon jede Creme, jede Salbe und jedes Arzneimittel ausprobiert, das die Schulmedizin zu bieten hatte. Er war bei zahlreichen Ärzten und Dermatologen gewesen, worauf sich sein Leiden zwar etwas gebessert hatte, aber nicht ausreichend, um sein Leben erträglich zu machen oder seinen Zustand unter Kontrolle zu bringen.

Er gab zu, daß er nichts über natürliche Heilmethoden wußte, und daß er aus reiner Verzweiflung zu mir gekommen war.

Als Naturheilerin, Kräuterkundige, Akupunkteurin und Heiltherapeutin hatte ich viele verschiedene Möglichkeiten zur Auswahl, um etwas ausfindig zu machen, das diesem Mann eine Linderung seines Leidens und hoffentlich auch eine Heilung bringen würde.

Ich probierte einiges aus und verzeichnete auch gewisse Erfolge, aber seine emotionale Verfassung verschlechterte seinen Zustand oft, vor allem dann, wenn er seine Frau traf. Ich fühlte mit ihm, weil er seine Kinder schmerzlich vermißte, und weil er aufgrund der Tatsache, daß er kein Einkommen hatte, schwer über die Runden kam. Allein das Einkaufen war eine Qual für ihn.

Nach drei Monaten hatte ich das Gefühl, daß er auf dem Gipfel seiner Verzweiflung angelangt war. Er hatte schon zu oft von Selbstmord gesprochen. Also entschloß ich mich, ihm eine andere Behandlungsart vorzuschlagen, und bat ihn gut zuzuhören.

Ich sagte, daß ich diese Therapie noch nie verschrieben hätte, daß ich aber gelesen und von anderen gehört hätte, daß sie bei vielen Leiden erfolgreich sei.

Sobald man verstanden hat, was Urin eigentlich ist und daß alle Tiere ihn auf die eine oder andere Art verwenden, „ist es ganz einfach, weil dieses Medikament immer verfügbar ist. Warum also nicht unseren eigenen Urin als einfache Heilmethode für die vielen Leiden verwenden, die uns plagen?“

Er willigte ohne zu zögern ein, alles auszuprobieren, denn es sollte sein letzter Versuch sein. Ich erklärte ihm die verschiedenen Methoden, wie wir seinen Urin verwenden könnten, und wir entschieden uns für die homöopathische Form D6, bei der dreimal täglich eine halbe Stunde vor oder nach den Mahlzeiten oder nach dem Trinken fünf bis zehn Tropfen unter die Zunge gebracht werden sollten. Am Anfang sollte er seinen ersten Morgenurin (aus der Mitte des Strahls) in eine kleine Hautfläche einmassieren.

Am nächsten Tag brachte er mir den Rest dieses Urins, damit wir die homöopathischen Tropfen herstellen konnten, und er erzählte mir, daß er auf seinen Unterschenkel mehrere Male uringetränkte Gaze aufgelegt hatte, um sicherzugehen, daß der Urin einwirken konnte. Etwa drei Minuten lang brannte die Stelle ein bißchen, aber dann ließ das Brennen nach. Er ließ den Urin bis zu 20 Minuten lang einwirken. Dann wusch er ihn mit klarem Wasser ab, und auch davon brannte die Haut kurz. Daraufhin bestrich er die Stelle mit Sorbelene-Salbe. Zu seiner großen Verwunderung stellte er fest, daß darin Harnstoff enthalten war. Ich bat ihn, alle seine Reaktionen aufzuzeichnen und sagte ihm, daß er keine anderen Medikamente einnehmen dürfe. Seine Ernährung mußte viele grüne Pflanzen enthalten (wegen des Chlorophylls), um sein Blut zu kühlen, freie Radikale zu eliminieren und ihm zusätzlich Betakarotin zuzuführen.

Diese simple Diät bestand aus frischem Obst, Salaten, Gemüse und ein bißchen Reis sowie Fisch (Tiefseefisch), viel reinem Wasser und einigen Kräutertees. Ich lehrte ihn Atemübungen und zeigte ihm Entspannungsübungen und eine Meditationstechnik. Dann entließ ich ihn bis zur folgenden Woche und sagte ihm, er solle sich mit mir in Verbindung setzen, wenn er mich aus irgendeinem Grund brauche.

Es verging eine Woche, bevor er wiederkam, und zu meiner Überraschung lächelte er und brannte darauf, mir zu erzählen, wie es ihm seit unserer letzten Zusammenkunft ergangen war. Er zeigte mir sein Bein, und es sah ganz anders aus als der Rest seines Körpers. Die Haut war viel weniger irritiert und glatter, und er sagte, daß das Jucken auf seiner gesamten Haut um die Hälfte zurückgegangen sei. Nun wollte er die Urinbehandlung unbedingt auf seinen gesamten Körper ausdehnen. Wir vereinbarten auch zu versuchen, den Urin ein paar Tage lang aufzubewahren, um seinen Ammoniakgehalt zu erhöhen. Er konnte es nicht erwarten, mit der Behandlung zu beginnen, und er war ganz zuversichtlich und voller Begeisterung. Also entließ ich ihn, und er versprach, genaue Aufzeichnungen zu führen.

Ich möchte dazu nichts weiter sagen, als daß ich einem Mann, der ganze sechs Monate brauchte, um völlig zu genesen, eine Erfahrung verdanke, die ich auf viele andere Menschen übertragen konnte, die unter Allergien, Asthma, Hautproblemen und vielen anderen Übeln leiden.

Ich bin aufrichtig überzeugt von den Gesetzen der Natur, und ich danke Gott, daß er uns den freien Willen gegeben hat, bewußte Entscheidungen zu treffen. Die richtige Entscheidung – für den Urin.

Frau G.S. schrieb mir den folgenden Brief: ... *ich kaufte Ihr Buch* „Urine the Holy Water“. *Im Juni begann ich, fünf Tropfen unter die Zunge zu bringen, und erhöhte diese Dosis dann auf 20 Tropfen. Nach einem Monat hatte ich dann das Gefühl, aus der Mitte des morgendlichen Urinstrahls leicht ein halbes Glas voll trinken zu können.*

Früher wurde ich jede Nacht zwei bis dreimal von Beinkrämpfen geweckt, und am Morgen fühlte ich mich dann sehr müde und energielos. Nachdem ich die Behandlung begonnen hatte, schlief ich schon in der ersten Nacht acht Stunden durch und erwachte voller Energie.

Außerdem litt ich schon seit Jahren unter einem juckenden Trommelfell und Ohrenjucken und mußte ständig Ohrentropfen verwenden. Nachdem ich begonnen hatte, in jedes Ohr einen Tropfen Urin einzubringen, verschwand das Jucken vollständig.

Ich ging zum Arzt, um meinen Blutdruck messen zu lassen, und er sagte: „Was haben Sie gemacht? Sie haben den Blutdruck eines Teenagers."

Daraufhin erzählte ich ihm, daß sich mein Blutkreislauf in den Beinen durch die Urintherapie verbessert hatte. Er sagte darauf, daß er davon gehört habe und Ihr Buch kaufen wolle.

Im Alter von 77 Jahren ist es also nicht zu spät, mit der Urintherapie zu beginnen. Übrigens fragen mich Freunde in letzter Zeit, wie es kommt, daß wieder dunkle Flecken in meinem Haar erscheinen. Sie möchten wissen, ob ich eine Spülung verwende.

Ich mußte Ihnen einfach schreiben und Ihnen all das erzählen.

Kräutertees als unterstützende Behandlung

Die Qualität Ihres Urins und damit seine heilende Wirkung hängt vor allem von Ihrer Ernährung ab. Das Trinken von Kräutertees kann die heilende Wirkung der Urintherapie verstärken. Um Ihnen eine Vorstellung davon zu vermitteln, welche Kräutertees bei den verschiedenen Krankheiten verwendet werden, werde ich diese Kräuter im Kapitel *Krankheiten und ihre allgemeine Behandlung* auflisten.

Kräutertees tragen ebenso wie die Urintherapie nur einen Teil zu einer ganzheitlichen Heilung bei. Ich erwähne die unterstützenden Kräutertees nur deshalb als einen Schritt in Richtung ganzheitliche Heilung, weil Kräuter aus meinem Leben nicht wegzudenken sind. Natürlich gibt es außer Tees viele andere Möglichkeiten der Kräuteranwendung, wie zum Beispiel Öle, Kräuterbäder, Salben, Kompressen und so weiter.

Die Erfolge der traditionellen Kräuterheilkunst basierten auf einer Natur, die sich im *Gleichgewicht* befand. Da dieses Gleichgewicht in den heutigen Extrakten *gestört* ist, müssen wir über lange Zeiträume hinweg Erfahrungen sammeln, bevor wir Behauptungen über eine erfolgreiche Verwendung aufstellen können. Werden wir uns im Umgang mit einer unausgewogenen Natur erfolgreich zurechtfinden können?

Damit mit Kräutern optimale Ergebnisse erzielt werden, müssen sie frisch sein. Alte Kräutertees mögen sich für den Gartenkompost eignen, aber nicht für das Heilen von Krankheiten. Fragen Sie immer nach dem *Erntedatum* der Kräuter, die Sie für Tees verwenden wollen, und nicht nach ihrem Ablaufdatum.

Haben Kräuter Nebenwirkungen?

Wo Licht ist, ist immer auch Schatten. Die Dosierung ist ausschlaggebend dafür, ob Kräuter schädlich sind, und es ist auch die Dosierung, die über die medizinische Wirkung entscheidet.

Hohe Dosierungen medizinischer Kräuter können schädliche Wirkungen haben. In bestimmten Fällen ist es ratsam, die Kräuter für Bäder zu verwenden, um Nebenwirkungen zu vermeiden. Starke Kräuterarzneien dürfen nur dann verwendet werden, wenn entsprechende Erfahrungen für die Verwendung des betreffenden Krauts oder der Kräutermischung vorliegen.

Wenn Sie gesund sind, freuen Sie sich darüber und trinken Sie nur harmlose Kräutertees, um Ihre Gesundheit zu erhalten und sich etwas Gutes zu gönnen.

Wann sollten medizinische Kräutertees verwendet werden?

Anregende Kräuter sollten am Morgen und beruhigende Kräuter am Abend verwendet werden. So eignen sich zum Beispiel grüner und schwarzer Tee oder Rosmarintee für den Morgen, während Johanniskraut-, Baldrian- und Kamillentee am Abend getrunken werden sollten. Viele Kräuter sind in ihrer Wirkung vielseitg, wie zum Beispiel die Kamille (matricaria chamomilla), ein tonisches Karminativum, das beruhigend wirkt. Die Kamille leistet gute Dienste bei Nervenschmerzen, Säuglingskrämpfen, Erkrankungen des Magen-Darmtrakts sowie bei Verstopfung.

Medizinische Kräuter können Symptome *überdecken.* Die Krankheit kann sich in bestimmten Fällen unbemerkt weiter entwickeln. Wenn man zum Beispiel Blut im Stuhl mit Eichenrinde behandelt, kann es sein, daß die Blutung aufhört, aber ein mögliches Krebsgeschwür kann weiter wachsen, und eine Früherkennung ist nicht möglich.

Das Mischen verschiedener Kräutertees

Es gibt eine Vielzahl von Schlankheits-, Schlaf-, Blasen- und Asthmateemischungen, die man zur Linderung aller Arten von Beschwerden aus verschiedenen Kräutertees zusammenstellen kann.

Es ist empfehlenswert, nach einigen Wochen andere Kräutertees zu probieren, um den Körper durch andere Wirkstoffe neu anzuregen. So erzielen Sie nicht nur eine bessere Wirkung, sondern können auch unangenehme Nebenwirkungen vermeiden.

Die Zahlen, die Sie im folgenden Text neben den Kräutertees finden, beziehen sich auf das Mischungsverhältnis, in dem Sie den jeweiligen Tee verwenden sollten.

Zum Beispiel:

Jasmin 2, Melisse 2, Johanniskraut 1, Ehrenpreis 2

bedeutet, daß Sie eine Mischung aus zwei Teilen Jasmin, zwei Teilen Melisse, einem Teil Johanniskraut und zwei Teilen Ehrenpreis herstellen sollten. Andere Tees zur Änderung der Mischung dienen einer verstärkten Anregung oder als Ersatzbestandteile, wenn Sie nicht alle für die Mischung angegebenen Kräuter bekommen. Sie können die Tees genau auf Ihre Bedürfnisse abstimmen. Grenzen gibt es dabei nicht.

Die erwähnten Kräutertees gelten als unschädlich. Manche von ihnen könnten jedoch Nebenwirkungen haben, wenn sie in hohen Dosierungen und über lange Zeiträume hinweg oder auch während der Schwangerschaft getrunken werden.

Weitere Informationen zu diesem Thema finden Sie unter anderem in meinen Büchern „Herbal Teaology" und „Kombucha – Gesund und fit mit dem Wunderpilz".

Kapitel 4: Krankheiten und ihre allgemeine Behandlung

Die folgenden Behandlungsvorschläge verstehen sich nur als allgemeine Empfehlungen.

Abnehmen

Siehe Fettleibigkeit.

AIDS

Trinken von Urin, Klistier, Massagen, ganzheitliche Behandlung.

In *Urinews* (Band 1/1995) habe ich den folgenden Artikel gefunden:

„Die ständig wachsende Bedrohung durch AIDS stellt eine große Gefahr für das Überleben der Menschheit dar. Diese verheerendste aller Krankheiten, AIDS, kann durch den eigenen Harn des Patienten geheilt werden. Vor kurzer Zeit haben wir einen Brief von Victoria Seme aus Tansania erhalten, in dem sie schreibt, daß sie die Eigenharn-Therapie an zehn Patienten ausprobierte, wobei sie sich an die Anweisungen des Buches von Dr. Thakkar hielt. Erstaunlicherweise wirkte die Therapie bei allen insofern, als sich einige von mehreren AIDS-Symptomen zurückbildeten. Dieselben Ergebnisse berichtet Lynn Stabenrauch aus den USA in ihrem Brief vom 13.4.1994.

Bis jetzt haben uns etwa 100 Patienten konsultiert, die an einer Eigenharn-Therapie interessiert waren, und fast alle erzielen damit gute Fortschritte.“

Dr. Beatrice Bartnett schreibt in ihrem Buch *Urine Therapy – It May Save Your Life (1989)* über die erfolgreiche Behandlung von AIDS-Fällen, und Martha M. Christy hat in ihrer Veröffentlichung *Your Own Perfect Medicine* folgendes über die Anwendung bei AIDS festgehalten:

„Niemand, der HIV-positiv ist oder AIDS hat, kann es sich leisten, die Informationen über Eigenharn-Therapie zu ignorieren, vor allem nicht in Anbetracht der Gefahren, die mit den akzeptierten schulmedizinischen Medikamenten wie AZT verbunden sind, und in Anbetracht der Wirkungslosigkeit dieser Arzneimittel.“

Es erhebt sich die Frage, ob AIDS durch Urin übertragen werden kann. Neueste Forschungen zeigen, daß dies mit fast hundertprozentiger Sicherheit nicht möglich ist.

- Kräuterunterstützung: Verwendung von fermentiertem Kombucha und immunsystemunterstützenden Tees wie Odermenning und Igelkopf.

Akne

Waschen Sie das Gesicht mit frischem Urin.

Allergien

Klistiere und Injektionen sind ebenso wie das Trinken von Urin, homöopathische Tropfen oder frische Urintropfen auf die Zunge wirksame Behandlungsmöglichkeiten.

„Urin ist eine sterile Flüssigkeit, in der keine Viren, dafür aber die notwendigen Antikörper nachgewiesen werden konnten. Wenn das Immunsystem beginnt, gewöhnliche harmlose Substanzen als für den Körper bedrohliches fremdes Eiweiß zu identifizieren, sendet es bestimmte weiße Blutzellen (T- und B-Lymphozyten) aus, die diese Eiweißstoffe angreifen. Die B-Zellen suchen und identifizieren das fremde Protein (Allergen) und verbinden sich schließlich damit, während die T-Zellen sich rasch teilen und dabei Antikörper und neue T-Zellen bilden. Die moderne Medizin kennt keine Heilung für Allergien und Erkrankungen des Autoimmunsystems. Die Ärzte glauben, daß Allergien in erster Linie auf nicht identifizierte Schwächen oder Veränderungen im Immunsystem zurückzuführen sind. Unsere heutigen Methoden zur Diagnose von Allergien sind grob und ineffektiv. Selbst wenn es gelingt, die Allergie zu identifizieren, gibt es keine wirkungsvolle konventionelle Behandlungsmethode dafür. Deshalb sollte man die Urintherapie in Betracht ziehen. Der Urin enthält spezielle antiallergen wirkende Antikörper, die vom Körper selbst produziert werden. Diagnostische Probleme entfallen dadurch. Der Körper hat die Allergene bereits identifiziert und die entsprechenden Antikörper hergestellt. Umfangreiche klinische Tests haben ergeben, daß Urin bei einer extrem breiten Palette von Allergien auf Lebensmittel und chemische Stoffe wirkt."

(Vinubhai Gandhi, „Health for All")

Altern

Ein Glas voll, morgens getrunken, wird als Tonikum empfohlen. Das im Urin vorkommende DHEA-Sulfat sowie die Harnsäure scheinen den Alterungsprozeß zu verlangsamen.

Das 5.000 Jahre alte Damar Tantra erzählt uns in den folgenden Versen von der Verwendung von Urin gegen das Altern:

Vers 35:
Die Früchte des Moha-Baums und die dreifache Kräutermischung von Vers 27 sollen zu gleichen Anteilen genommen und in Shivambu gelöst werden. Das lindert die Beschwerden des Alters und alle Arten von Krankheiten.

Vers 27:
Die Mischung von Pfeffer, Tropische Mandel (Terminalia belavica), Tropische Mandel (Terminalia chebula), mit Shivambu eingenommen, beschert dem Menschen göttliche Helligkeit und Strahlkraft.

Vers 69:
Bhringaraj und Honig sollen gemischt und eingenommen werden, danach Shivambu. Nach sechs Monaten ist der Anwender frei vom Alter und hat eine exzellente (Voraus)sicht.

Vers 71:
Zuerst sollen die Wurzel von Apamarg (Achyranthus Aspara) und Chakramarda (Chenopadium Album) und der Saft von Neem-Blättern eingenommen werden, danach Shivambu.

Vers 72:
Er wird von allen Leiden und Zeichen des Alters befreit sein, wie Falten und grauem Haar. Er wird ausgezeichnet und weit sehen, Meilen über Meilen.

Vers 80:
Der Saft der Blätter von Kavali, Honig, Zucker und Ghee sollen gemischt werden. Wenn diese Mischung regelmäßig am Morgen genommen wird, verschwinden die Zeichen des Alters rasch.

Vers 86:
Wenn der Anhänger der Therapie seinen Körper dreimal täglich und dreimal in der Nacht mit Shivambu massiert, wird er mit Sicherheit ein langes Leben genießen.

Amöben

Fasten und Trinken von Urin, homöopathische Tropfen, frische Urintropfen unter die Zunge, Klistier.

Anämie

Nahrungsergänzungen und Trinken von Urin, homöopathische Tropfen, frische Urintropfen unter die Zunge.

Angst

Trinken von Urin, homöopathische Tropfen, frische Urintropfen unter die Zunge.

- Kräuterunterstützung: Johanniskraut, Baldrian, Löwenzahn, Melisse, Hopfen, Orangenblüten, Lavendel, Ehrenpreis, Erdbeere.

Apathie

Trinken von Urin, homöopathische Tropfen, frische Urintropfen unter die Zunge.

Aphten

Gurgeln und Abtupfen der Aphten.

Arteriosklerose

Trinken von Urin, homöopathische Tropfen, frische Urintropfen unter die Zunge, Injektionen und/oder Massagen.

Arthritis

Trinken von Urin, homöopathische Tropfen, frische Urintropfen unter die Zunge, Massagen und Kompressen.

Ramnikal Gada, Urintherapeut, sagte bei der ersten Weltkonferenz in Goa in seinem Vortrag „*Urine therapy in rheumatoid arthritis*" (Harntherapie bei rheumatoider Arthritis) folgendes:

„Es gibt viele Arten von Arthritis, wie zum Beispiel Rheumatismus, Osteoarthritis, rheumatoide Arthritis usw. Unter rheumatoider Arthritis versteht man die Gelenksarthritis.

Patienten, die unter rheumatoider Arthritis leiden, sollten es mit der Urintherapie versuchen.

Sie sollten täglich 600 bis 1.200 ml frischen Urins trinken. Die betroffenen Gelenke sollten drei- bis viermal täglich jeweils eine halbe Stunde lang mit leicht erwärmtem Urin massiert werden. Älterer Urin (sieben Tage alt) hat eine stärkere Wirkung. Auf die am stärksten schmerzenden Gelenke kann drei- bis viermal täglich eine halbe Stunde lang eine Kompresse mit heißem Urin aufgelegt werden. Alle acht bis 15 Tage sollte ein Urinklistier gemacht werden. Alle Lebensmittel und Getränke, die der Patient tagsüber zu sich nimmt, sollten gut erhitzt werden und während der Einnahme etwas heiß sein. Empfohlene Getränke sind Moongwasser, Gemüse- und Fruchtsäfte. Zu vermeiden sind Lebensmittel aus frischem Getreide, unter der Erde wachsende Gemüsesorten und hefehaltige Lebensmittel. Fette, gekühlte oder kalt gelagerte Lebensmittel sowie salzige Substanzen sollten vollkommen vermieden werden.

Patientin: Prafullaben Kamlesh Singala, 35.
Patientin litt unter rheumatoider Arthritis. Fast alle ihre Gelenke waren von Rheumatismus befallen. Hände, Beine und alle Finger waren gekrümmt, und sie konnte sich nicht einmal selbst anziehen.

Sie hatte seit zwei bis drei Jahren ayurvedische, allopathische und homöopathische Medikamente verwendet, aber keine positiven Ergebnisse erzielt. Dann riet man ihr, tagsüber ihren ganzen eigenen Urin zu trinken, und sie wurde mit dem Urin ihres Mannes drei- bis viermal täglich massiert. Die Gelenke wurden in Urin gebadet. Anfangs mußte sie ihre Ernährung innerhalb eines Monats ausschließlich auf flüssige Nahrungsmittel umstellen. Diese flüssige Diät hielt sie dann sechs Monate lang ein. Danach wurde sie angewiesen, nur leichte, gut verdauliche Nahrungsmittel zu sich zu nehmen, was sie bis heute so hält.

Ihr Mann arbeitete intensiv an ihrer Behandlung mit, und innerhalb von 18 Monaten wurde ein 90prozentiger Heilungserfolg erzielt.

- Kräuterunterstützung: Mit Kombucha fermentierter grüner oder schwarzer Tee brachte in vielen Fällen beste Behandlungsergebnisse.

Frische Urintropfen unter die Zunge sowie Injektionen. Das Schnüffeln von Urin, kombiniert mit Urinmassagen von Brust und Wirbelsäule haben sich ebenfalls als nützlich erwiesen. Die Ernährung muß angepaßt werden (Affendiät). Ganzheitliche Behandlung.

Dr. Shashi Patil und Dr. Sarang Patil („*Integrated Approach of Urine Therapy (IAUT)*“, Samyak Publication, Kolhapur, Indien) konnten bei Asthma die folgenden Erfolge verzeichnen:

Bei *episodischem Asthma* erzielten 80 Prozent der Patienten eine langfristige und 20 Prozent eine kurzfristige Besserung. Rückfälle hatten ihre Ursache in Unregelmäßigkeiten während der Therapie.

Bei *chronischem Asthma* erzielten 60 Prozent eine umfassende Besserung, bei 29 Prozent verschwanden die Symptome während der Dauer der Behandlung vollständig, und bei elf Prozent stellte sich keine signifikante Besserung ein.

Bei *Status asthmaticus* erzielten 5 Prozent eine umfassende Besserung, 44 Prozent eine kurzfristige Besserung, bei 48 Prozent wurde keine Veränderung festgestellt, und bei drei Prozent verschlechterten sich die Symptome aufgrund von ständigem Erbrechen und Dehydrierung.

Ich erhielt den folgenden Brief:

In Ihrem Kombucha-Buch sah ich die Werbung für Ihre anderen Bücher. Also bestellte ich drei davon, unter anderem „Water Medicine“. Zu der Zeit, als ich die Bücher bestellte, litt ich unter schwerem Asthma und mußte alle zwei bis drei

Stunden zu meinem Aerosolgerät greifen, weil ich nicht einmal unmittelbar nach dem Sprühen Luft bekam.

Ich war ganz deprimiert und wußte nicht, was ich tun sollte. Ich war noch berufstätig, mußte aber für die Aerosolbehandlung jedes Mal nach Hause gehen. Nachdem ich Ihre Bücher erhielt, las ich in dem Buch „Water Medicine" alles zu dem Thema, und ich kann Ihnen sagen, ich war mir sicher, daß das nicht meine Lieblingstherapie werden würde. Ich hatte bereits vier Flaschen homöopathischer Echinacea-Tropfen eingenommen, die jedoch wirkungslos waren. Nun gab ich diesen Tropfen zehn Tropfen meines Urins zu. Jeden Tag, morgens und abends, träufelte ich fünf Tropfen dieser Mixtur unter meine Zunge. In den ersten beiden Tagen stellte ich keine Veränderung fest. Dann, am dritten Tag, hatte ich kein Asthma mehr – ich war völlig beschwerdefrei! Ich nehme die Tropfen immer noch, denn einmal, als ich damit aufhörte, um meinem Immunsystem Gelegenheit zu geben, aktiv zu werden, kehrten leichte Asthmasymptome zurück. Jetzt getraue ich mich nicht mehr, die Tropfen abzusetzen. JH.W.

- Kräuterunterstützung: Baldrian (Wurzel), Melisse, Johanniskraut, Thymian, Nelkenwurz (Wurzel), Holunderblüten, Königskerze, Huflattich, isländisches Moos, Alant, Goldrute, Eibisch, Säckelblume, Seifenkraut, Edelgermander.

Atrophie

Massagen und Trinken von Urin, homöopathische Tropfen, frische Urintropfen unter die Zunge.

Augenprobleme

Augenbäder.

Der Deutsche Heinrich Zedler schrieb in seinem 1747 erschienenen Buch: „*Augenverletzungen heilt man am besten mit Honig, den man im kurz gekochten Urin eines jungen Mannes auflöst.*" Kommentar: Honig ist ein ausgezeichnetes Heilmittel für Verletzungen aller Art. Meiner Meinung nach sollte der eigene Urin verwendet werden. Auf den Urin anderer Menschen sollte man nur dann zurückgreifen, wenn man keine andere Möglichkeit hat.

Dr. G.K. Thakkar sagte bei der ersten Weltkonferenz über Urintherapie in Goa, Indien, folgendes:

„Es ist erfreulich zu beobachten, welch positive Wirkungen die Urintherapie auf verschiedene Augenkrankheiten wie chronische und akute Konjunktivitis, allergische Konjunktivitis, Hordoleum (Gerstenkorn – intern oder extern), akute oder chronische Dakryozystitis, Iridozyklitis, Trachome, Glaukome etc. und auch herpetische chronische Konjunktivitis (für die es nicht einmal in fortschrittlichen Ländern wie Großbritannien, Deutschland und den USA eine Heilungsmöglichkeit gibt), hat. Man träufelt einfach drei- bis viermal am Tag einige Tropfen frischen Urin ins Auge, indem man mit dem Auge in einer mit frischem Urin gefüllten Tasse blinzelt. Der Urin sollte zum Abkühlen wenn möglich einige Minuten beiseitegestellt werden.

Viele Shivambu-Anwender haben festgestellt, daß sie, wenn sie ihre Augen über längere Zeit hinweg mit Urin behandelten, keine Brille mehr brauchten.

Wenn ich auf internationalen Seminaren und Pressekonferenzen spreche, betone ich immer die Tatsache, daß die meisten sogenannten unheilbaren Krankheiten, von der gewöhnlichen Erkältung über Krebs und Arthritis bis hin zu AIDS, mit Hilfe der Urintherapie heilbar sind. Wenn es uns nur gelingt, der leidenden Menschheit die obigen Informationen über die Nützlichkeit unseres Urins bei Zahn- und

Augenerkrankungen zu übermitteln, werden wir das Leiden von Millionen Menschen auf der ganzen Welt lindern und eine Gesundheitsrevolution ins Rollen bringen.“

Vor einigen Monaten rief mich ein Mann an und sagte mir, daß Urin sein Augenlicht gerettet habe. Wenn man mit dem Senfgas in Berührung kam, das die Deutschen im Zweiten Weltkrieg versprühten, hatte man nur dann eine Chance, nicht zu erblinden, wenn einem jemand in die Augen urinierte. Er erzählte mir, daß diese Praktik im Kriegsmuseum in Canberra, Australien, ausgezeichnet dokumentiert sei.

Ausschlag

Betroffene Hautstellen mit Urin waschen.

Bindehautentzündung

Augenbäder und/oder Tropfen.

Bisse

Mit Urin auswaschen, Kompressen auflegen und Massagen.

Blasen

Bäder oder Kompressen auflegen.

Blasenprobleme (Infektionen)

Genitalien mit Urin waschen, Trinken von Urin, homöopathische Tropfen, frische Urintropfen unter die Zunge.

Vielleicht klingt es ein bißchen paradox, daß man eine Blasen- oder Harnwegsinfektion bekommen kann, wo der Urin doch ein so wunderbares Heilmittel für andere Infektionen ist. Die Tatsache, daß Blase und Harnwege von Infektionen befallen werden können, beweist, daß das Vorhandensein von Urin im Körper keine direkte Wirkung hervorruft. Aber derselbe Urin kann, wenn er oral eingenommen wird, Entzündungen und sogar Krebs heilen, wie japanische Forschungen bewiesen haben.

- Kräuterunterstützung mit folgenden Tees ist sinnvoll:

Mischung A:
Weidenröschen 1, Ringelblume 1, Zinnkraut 1, Löwenzahn 1
Mischung B:
Quecke 1, Ringelblume 2, Hirtentäschel 1, Jasmin 1, Gartensauerampfer 1

Andere Tees zur Veränderung der Mischung:

Berberitze, Maisbart, Preiselbeeren, Labkraut, Frauenhaarfarn, Habichtskraut, Pipsissewa, Weidenröschen, Hagebutte, Erdbeere, Rotklee

Blinddarmentzündung

Trinken von Urin, homöopathische Tropfen, frische Urintropfen unter die Zunge, eine Kompresse auf die Stelle auflegen.

Blutdruck, zu niedrig (Hypotonie)

Ernährung anpassen, Trinken von Urin, homöopathische Tropfen, frische Urintropfen unter die Zunge.

Blutdruck, zu hoch (Hypertonie)

Ernährung anpassen, nur kleine Mengen trinken, homöopathische Tropfen oder frische Urintropfen unter die Zunge.

- Kräuterunterstützung: Meiner Meinung nach eignet sich *Weißdorn* am besten zum Ausgleichen des Blutdrucks. Andere Tees zur Veränderung der Mischung oder als Zusatz zu Weißdorn sind Löwenzahn, Holunderblüten, Heather Scotch, Salbei, Löffelkraut, Schachtelhalm, Erdbeere.

Blutgerinnsel

Trinken von Urin, homöopathische Tropfen, frische Urintropfen unter die Zunge.

Bluthochdruck

Siehe Angst.

Bright-Krankheit

Fasten, Trinken von Urin, homöopathische Tropfen, frische Urintropfen unter die Zunge.

Bronchitis

Ganzheitliche Behandlung, Injektionen, homöopathische Tropfen, frische Urintropfen unter die Zunge.

- Kräuterunterstützung: Huflattich, Königskerze, Süßholz, Odermenning, Thymian, Alant, Goldrute, Pfirsich.

Bulimie

Trinken von Urin, homöopathische Tropfen, frische Urintropfen unter die Zunge.

Candidiasis

Fasten, Trinken von Urin, homöopathische Tropfen, frische Urintropfen unter die Zunge.

Chronisches Müdigkeitssyndrom (CFS)

Ganzheitliche Behandlung, Trinken von Urin, homöopathische Tropfen, frische Urintropfen unter die Zunge, Massagen, Fasten.

Bei CFS-Patienten habe ich die Beobachtung gemacht, daß diese Menschen in Schlafzimmern mit starker Erdstrahlen- und Elektrosmogbelastung schlafen. Das kann man mit Sicherheit nicht Zufall nennen. In solchen Fällen ist es sehr empfehlenswert, die Elektrosmog-Belastung im Schlafzimmer messen zu lassen. Wenn Sie selbst kein Gerät haben, können Sie sich vielleicht eines ausleihen.

- Kräuterunterstützung: Mit Kombucha fermentierte Kräutertees haben gute Erfolge gebracht.

Die *Morgenmischung*:
Grüner Tee 2, Zitronengras 1, Rosmarin 1

Tees zur Änderung der Mischung:
Grüner Tee, Mate, Schafgarbe.

Die *Abendmischung:*
Jasmin 2, Melisse 2, Johanniskraut 1, Ehrenpreis 2

Tees zur Änderung der Mischung:
Grüner Tee, Mate, Schafgarbe, Zitronenmelisse, Primel, Löwenzahn, Labkraut, Minze, Passionsblume, Johanniskraut, Baldrian.

Depression

Trinken von Urin, homöopathische Tropfen, frische Urintropfen unter die Zunge.

Dermatitis

(allergisch bedingt): Kompressen auflegen, Massagen, Trinken von Urin, homöopathische Tropfen, frische Urintropfen unter die Zunge.

Diabetes

Ernährung anpassen (basisch!), Trinken von Urin, homöopathische Tropfen, frische Urintropfen unter die Zunge.

- Kräuterunterstützung:

Mischung A:
Heidelbeeren 1, Geißraute 1, Vogelknöterich 1

Mischung B:
Klette 1, Wegwarte 1, Bockshornklee 1

Geißraute *(galega officinalis)* wird für die Behandlung der frühen Stadien der Diabetes verwendet, sollte jedoch von Patienten mit L-Dopa-Behandlung nicht genommen werden, da Geißraute den Blutzuckerspiegel erhöhen kann.

Patienten, die an Diabetes leiden, sollten in Teemischungen **kein** Labkraut *(galium verum)* verwenden.

Diphtherie

Injektionen, Trinken von Urin, homöopathische Tropfen, frische Urintropfen unter die Zunge.

Drüsenfieber (Mononukleose)

Ganzheitliche Behandlung.

Durchfall

Fasten und Trinken von Urin, homöopathische Tropfen, frische Urintropfen unter die Zunge.

- Kräuterunterstützung: Schwarzer Tee, Wegerich, Stiefmütterchen, Pfefferminze, Heidelbeeren, Labkraut, Walnuß, Nelkenwurzel (Wurzel)

Ekzeme

Kompressen auflegen und Massagen mit altem Urin.

John Rabitsch sagte in seiner Vorlesung UR/94 „The Urine-Cure (Treat Yourself Therapy)": *„Probieren ist besser als Studieren, dachte ich und trank eine Woche lang 1/16 l meines Urins, vermischt mit 1/16 l Tafelwasser. Plötzlich war mein Ekzem am Oberschenkel, das ich vierzig Jahre lang gehabt hatte, verschwunden."*

Energie, niedrige

Urin wird als Tonikum verwendet, jeden Morgen ein Glas voll.

- Kräuterunterstützung: Mit Kombucha fermentierter grüner Tee oder schwarzer Tee gibt den meisten Menschen mehr Energie.

Epilepsie

Trinken von Urin, homöopathische Tropfen, frische Urintropfen unter die Zunge.

Erfrorene Zehen, Finger und Ohren

Waschen mit Urin und Kompressen. John Rabitsch sagte in seinem Vortrag UR/94 „The Urine Cure (Treat Yourself Therapy)": *„In Lappland wird Urin zum Beispiel gegen Erfrierungen verwendet. Wenn man früher mit erfrorenen Zehen den Iglu einer lappländischen Familie betrat, verschwand die Frau schnell hinter einem Vorhang und kam nach einer Weile mit einem nassen und streng riechenden Tuch zurück. Das Schmunzeln in ihrem Gesicht verriet, daß es sich bei der Flüssigkeit um Urin handelte. Das Tuch legte sie auf die erfrorenen Teile des Fußes."*

Erkältung

Trinken von Urin, homöopathische Tropfen, frische Urintropfen unter die Zunge, gurgeln und durch die Nase hochziehen.

- Kräuterunterstützung: Kamille, Lindenblüten, Melisse, Igelkopf, Löwenzahn, Odermenning, Schafgarbe, Weißdorn, Kapuzinerkresse, Holunderblüten, Berberitze, Fenchel, Mutterkraut, Malve, Nachtkerze, Wegraute, Ysop, Raute, Färberdistel, Königskerze.

Fettleibigkeit

Trinken von Urin, homöopathische Tropfen, frische Urintropfen unter die Zunge.

Wenn man einen gesunden Körper haben will, der so funktioniert, daß man seine Ziele erreichen kann, muß man sein individuelles Idealgewicht definieren. Viele Frauen machen sich das Leben schwer, indem sie sich unerreichbare Ziele setzen und eine Diät nach der anderen ausprobieren. Es gibt keine Wunderbehandlung, bei der man zum Beispiel eine starke Knochenstruktur erreicht und gleichzeitig den Körper eines Models bekommt. Jeder Mensch muß sein eigenes Idealgewicht finden. Man muß sich die Frage stellen, ob es besser ist, schlank und krank zu sein, oder gesund zu sein und sein *persönliches* Idealgewicht zu haben. Übergewichtig zu sein ist natürlich genauso gefährlich wie zu schlank zu sein. Eine ausgewogene, gesunde Ernährung und ausreichende körperliche Bewegung sind der Schlüssel zum Idealgewicht. Beim Fasten (bitte Kapitel *Urinfasten* lesen) sorgt die Einnahme von Urin dafür, daß keine Nebenwirkungen auftreten. Der Urin trägt dank einer verbesserten Verdauung und Nierenfunktion dazu bei, das Gewicht unter Kontrolle zu halten.

- Kräuterunterstützung:

Mischung A:
Frauenmantel 2, Löwenzahn 1, Angelika 1, Maisbart 1, Senna 1, Ringelblume 1, Rainfarn 1

Mischung B:
Holunderblüten 2, Kreuzdornrinde 1, Frauenmantel 2, Ringelblume 1, Löwenzahn 1, Nelkenwurz 1

Fieber

Kompressen, Massagen.

Frostbeulen

Betroffene Stellen regelmäßig mit Urin waschen.

Fußflechte

Siehe auch Pilzinfektionen. Fußbäder, mindestens noch eine Woche nach Abklingen der Symptome fortführen.

Gallenblasen-Probleme

Anpassung der Ernährung, Fasten und Trinken von Urin, homöopathische Tropfen, frische Urintropfen unter die Zunge.

- Kräuterunterstützung: Berberitze, Eisenkraut, Johanniskraut

Gangrän

Kompressen, Massagen, ganzheitliche Behandlung.

Geisteskrankheit

Trinken von Urin, homöopathische Tropfen, frische Urintropfen unter die Zunge.

Gehirnblutung

Kompresse auf Kopf auflegen, Trinken von Urin, homöopathische Tropfen, frische Urintropfen unter die Zunge.

Gehörprobleme

Siehe Taubheit und Ohrenprobleme.

Gelbsucht

Fasten und Trinken von Urin, homöopathische Tropfen, frische Urintropfen unter die Zunge.

Gelenksschmerzen

Siehe Schmerzen.

Gemütsschwankungen

Trinken von Urin, homöopathische Tropfen, frische Urintropfen unter die Zunge.

Geschwüre

Kompressen, Massagen.

Glaukome

Augenbäder und/oder Tropfen.

Gliederschmerzen

Massagen mit altem Urin, Lehmpackungen.

Gonorrhoe

Fasten und/oder Trinken von Urin, homöopathische Tropfen, frische Urintropfen unter die Zunge, Änderung der Ernährung.

- Kräuterunterstützung:

Mischung A:
Brennessel 1, Birke 1, Bockshornklee 1, Ehrenpreis 1

Mischung B:
Quecke 1, Stiefmütterchen 1, Frauenhaar 1, Hagebutte 2

Mischung C:
Löwenzahn 2, Brennessel 1, Zinnkraut 1, Birke 1, Hagebutte (mit Samen) 1, Himbeere 1

Andere Tees zur Änderung der Mischung: Brennessel, Fieberklee, Mädesüß

Grauer Star

Augenbäder und/oder Tropfen.

- Kräuterunterstützung: Homöopathisch aufbereiteter Hanf hat gute Ergebnisse gebracht.

Grippe

Siehe Erkältung.

Haarausfall

Massagen mit frischem und altem Urin.

- Kräuterunterstützung: *Gute Ergebnisse wurden mit Kombucha-fermentiertem grünem und schwarzem Tee erzielt.*

Hämorrhoiden

Kompressen, Bäder.

Halsschmerzen

Trinken von Urin, homöopathische Tropfen, frische Urintropfen unter die Zunge, Gurgeln.

- Kräuterunterstützung: Odermenning, Kamille, Huflattich, Blutwurz, Wegraute, Vogelknöterich, Habichtskraut, Veilchenwurzel, Espe, Himbeere, Ehrenpreis, Salbei.

Harnröhrenentzündung, gonorrhoische

Genitalien mit Urin waschen, Trinken von Urin, homöopathische Tropfen, frische Urintropfen unter die Zunge.

Harnwegsinfektion

Siehe Blaseninfektion.

Hautkrankheiten

Siehe auch Akne und Psoriasis.

Ihre Haut ist der Spiegel Ihrer Gesundheit. Es ist ratsam, mit Hilfe der Urintherapie zunächst die Ursache der Hautkrankheit zu behandeln. Dann verschwindet das Hautproblem in den meisten Fällen von selbst. Zu Beginn kann eine äußere Behandlung den Heilungsprozeß beschleunigen.

Sehr wirkungsvoll ist es, die betroffenen Hautstellen mit frischem Urin zu waschen oder ein Dampfbad mit altem Urin durchzuführen (Sie können den Urin mit Wasser mischen, damit mehr Dampf entsteht).

Hautprobleme mit externen Ursachen wie harte, rissige Hände lassen sich mit frischem Urin gut behandeln. Eine Frau erzählte mir vor wenigen Tagen, daß ihr Mann durch seine Arbeit als Bauarbeiter Hände so hart wie Stein gehabt habe. Die Vorstellung, seine Hände mit Urin zu behandeln, gefiel ihr am Anfang gar nicht, aber nach einigen Behandlungstagen waren die Hände ihres Mannes so weich wie eine Babywange.

Frau H.M. schrieb mir den folgenden Brief:

Ich weiß schon seit vielen Jahren von der Urintherapie. Meine Schwägerin erzählte mir, daß sie als Teenager viele Pickel im Gesicht gehabt habe. Als Mitglied einer großen Familie half sie gelegentlich bei Nachbarinnen aus. Als eine dieser Frauen ein Baby bekam, half Ivy der Mutter einige Wochen lang. Diese Frau machte eine Bemerkung über ihre unreine Haut und fragte, ob sie je versucht hätte, ihr Gesicht mit der nassen Windel eines Neugeborenen abzuwischen. Sie riet ihr, das zu tun, und Ivy tat es. Als sie einige Wochen später nach Hause zurückkehrte, hatte sich ihre Gesichtshaut stark verbessert. Als ich sie zum ersten Mal traf, hatte sie selbst kleine Kinder, und ihre Haut war wunderbar rein. Als meine Kinder geboren wurden, riet sie mir, dasselbe zu tun, obwohl ich eigentlich keine besonderen Hautprobleme hatte. Ich folgte ihrem Rat und stellte fest, daß die Methode tatsächlich funktioniert. Ich bin mir sicher, daß die Urintherapie bei vielen Leiden nützlich sein kann. Urin wird (natürlich in verdünnter Form!) seit vielen hundert Jahren als Dünger eingesetzt. Zuckererbsen sind ganz wild darauf! Meine Urgroßeltern kamen aus Europa, und man erzählt sich, daß sie nie einen Tropfen ungenutzt ließen!

- Kräuterunterstützung: Fuchsschwanz, Birke, Kamille, Igelkopf, Alant, Nachtkerze, Bockshornklee, Gemeiner

Andorn, Labkraut, Süßholz, Färberkrapp, Säckelblume, Hafer, Stiefmütterchen, Wegerich, Sarsaparill, Gartensauerampfer, Johanniskraut, Brennessel, Walnuß, Wildes Stiefmütterchen.

Hepatitis

Fasten, Kompressen, Trinken von Urin, homöopathische Tropfen, frische Urintropfen unter die Zunge. Siehe dazu auch Leberbeschwerden.

Herpes

Kompressen auflegen, Trinken von Urin, homöopathische Tropfen, frische Urintropfen unter die Zunge.

Herzbrennen

Anpassen der Ernährung, Urintropfen unter die Zunge.

- Kräuterunterstützung: Angelika, Bohnenkraut, Minze, Schafgarbe.

Herzleiden

Ganzkörpermassage, Trinken von Urin, homöopathische Tropfen, frische Urintropfen unter die Zunge.

- Kräuterunterstützung: Weißdorn, Gemeiner Andorn, Lavendel, Minze, Herzgespann, Rose, Hirtentäschel.

Heuschnupfen

Schnüffeln, Augenbad, Trinken von Urin, homöopathische Tropfen, frische Urintropfen unter die Zunge. Siehe dazu auch Allergien.

HIV

Siehe AIDS.

Husten

Gurgeln, Schnüffeln und Trinken von Urin, homöopathische Tropfen, frische Urintropfen unter die Zunge.

Infektionen

Kompressen, Trinken von Urin, homöopathische Tropfen, frische Urintropfen unter die Zunge.

Insektenbisse

Siehe Bisse.

Ischias

Massagen, Kompressen, Trinken von Urin, homöopathische Tropfen, frische Urintropfen unter die Zunge.

Jucken

Die Hautstelle mit Urin waschen, Kompressen auflegen.

Jugend

Siehe Altern.

Kaposi-Sarkom

Ganzheitliche Behandlung, Waschen der Haut mit Urin, Kompressen.

Kehlkopfentzündung

Siehe Hals.

Kolik

Fasten, Klistier und Trinken von Urin, homöopathische Tropfen, frische Urintropfen unter die Zunge.

- Kräuterunterstützung: Angelika, Katzenminze, Wacholder, Frauenmantel, Veilchenwurzel, Raute, Holunder, Thymian.

Kopfschmerzen

Kompressen, Massagen von Kopf und Hals.

- Kräuterunterstützung: Bei Kopfschmerzen muß man zuerst herausfinden, wo sie herkommen. Oft liegt das Problem in einer schlechten Verdauung, in Verstopfung, Nackenverspannungen, magnetisierenden Brillen usw.

Mischung:
Mate 2, Angelika 1, Melisse 1
Andere Kräuter zur Änderung der Mischung: Betonienkraut, Primel, Rose, Ehrenpreis, Rosmarin

Kosmetikallergie

Massagen, Kompressen.

Krämpfe

Kompressen, Einreibungen.

- Kräuterunterstützung: Jasmin, Angelika, Stiefmütterchen, Rose, Löwenzahn.

Krebs

Urinfasten, ganzheitliche Behandlung, Trinken von Urin, in bestimmten Fällen Lehmpackungen.

In der Literatur über Urintherapie gibt es unzählige Berichte über die erfolgreiche Behandlung von Krebsgeschwüren. Urin war in fast allen Fällen die letzte Hoffnung, nachdem die schulmedizinische Behandlung keinen Weg mehr sah. Viele Patienten wurden trotz ihrer scheinbar hoffnungslosen Lage gesund. Shri Himmat Somaija ist einer jener Patienten, die Leberkrebs hatten. Er sagt:

„Freunde, wäre ich vor elf Jahren nicht über die Urintherapie gestolpert, müßten meine Familienangehörigen und Freunde jetzt meinen elften Todestag beklagen. Heute, zehn Jahre nach meiner Genesung von der tödlichen Krankheit, erfreue ich mich einer ausgezeichneten Gesundheit und einer Spannkraft wie vor zwanzig Jahren! In meinem Freundes- und Familienkreis und bei anderen mir wohlgesinnten Menschen bin ich zur Legende geworden. Aus meiner eigenen Erfahrung kann ich mit Überzeugung sagen, daß Krebs durch Urintherapie, wenn sie systematisch angewendet wird, geheilt werden kann." Shri Himmat Somaija arbeitet nun mit Dr. G.K. Thakkar zusammen und hilft Menschen mit schweren Krankheiten, die von den Ärzten aufgegeben wurden, mit guten und kostenlosen Ratschlägen. Ein ähnlicher Fall ist Tara Aich aus Toowoomba, Australien. An ihr wurden vor acht Jahren Krebsgeschwüre an Lymphknoten, Darm und Leber diagnostiziert. Sie überlebte nicht nur, sondern fühlt sich heute besser als jemals zuvor. Seit ihrem eigenen Erfolg verbreitet sie die gute Nachricht über die kostenlose und effektive Behandlungsmethode, wo immer sie kann.

Der folgende Brief wurde an den Herausgeber der Zeitschrift *Nexus* geschrieben. Ich bat Robert Adams in Neuseeland um die Erlaubnis, diesen Brief in meinem Buch zu veröffentlichen, und er gestattete es mir. Er gab mir sogar genauere Details, da er mit der Behandlung langfristige Erfolge und allgemeines Wohlbefinden erzielt hatte.

Vor zwei Jahren tauchte auf der Innenseite meines rechten Unterarms plötzlich eine kleine wunde Stelle auf. Sie war sehr klein und erschien mir zum damaligen Zeitpunkt vollkommen unbedeutend. Nach drei oder vier Wochen begann sie jedoch zu jucken und zu brennen. Innerhalb der nächsten sechs Monate vergrößerte sie sich erheblich. Später kam ich selbst auf die Idee, daß es sich um Krebs handeln könnte, und ich behielt die Stelle im Auge. Sie wurde immer größer, und schließlich ging ich zum Arzt. Er bestätigte, daß es Krebs war, und riet mir zu einer möglichst raschen operativen Entfernung. Da ich mich seit kurzem mit alternativen Methoden der Krebsbehandlung auseinandersetzte, widerstrebte mir diese Idee. Dies vor allem angesichts der Tatsache, daß ich wußte, daß eine Operation in vielen Fällen nur zu einer Verschlimmerung des Problems führte. Die Operationsstelle wird durch solche Operationen geschwächt, so daß einem späteren verstärkten Krebsbefall Tür und Tor geöffnet sind. Die Zeit verging, und mein Gesundheitszustand verschlechterte sich zusehends. Zu Weihnachten 1995 tauchte dicht neben dem ersten Krebsgeschwür ein zweites auf, das mit einer alarmierenden Geschwindigkeit wuchs und binnen kurzem die erste Stelle erreichte. Margaret, meine Frau, drängte mich unablässig, mich operieren zu lassen, und zu Neujahr war nicht nur meine Gesundheit, sondern auch meine Entschlußkraft geschwächt.

Dann bekam ich die Februar/März-Ausgabe Ihrer Zeitschrift in die Hand, die einen Artikel von Martha Christy mit dem Titel „Urintherapie" enthielt. Ich las diesen Artikel mehrmals, bevor ich mich entschloß, die Therapie selbst anzuwenden, wenn auch in einer etwas modifizierten Form. Wenn es dieser tapferen Frau gelungen war, mit einem Schlag ihre ganzen Gesundheitsprobleme loszuwerden, warum sollte ich es nicht auch versuchen?

Sofort entwickelte ich eine Methode, wie ich das Geschwür ständig mit Urin bedeckt halten konnte, so daß der Kern des Krebsgeschwürs immer mit frischem Urin in Kontakt war (Margaret drohte mir, sich scheiden zu lassen!) Am Samstag, 27. Januar 1996, begann ich, ein Tagebuch zu schreiben, und an diesem Tag trug ich ein: „Beginn der Behandlung". Von da an trug ich alle Behandlungen und nennenswerten Ergebnisse ein. Am Mittwoch, 28. Februar 1996, ist folgendes eingetragen: „Geschwüre vollkommen verheilt". Am Samstag, 9. März des gleichen Jahres: „Jetzt sind die Geschwüre wirklich spurlos verschwunden, das heißt, es ist nicht einmal mehr eine Narbe zu sehen.“ Die tatsächliche Genesungszeit betrug 32 Tage.

Margaret und ich gingen zum Arzt und zeigten ihm den Arm. Weder er noch die Krankenschwestern konnten auch nur die geringste Spur von Krebs entdecken, obwohl sie jedes Haar meines Unterarms einzeln umdrehten. Weder Margaret noch ich gaben auf das Drängen des Arztes preis, welche Art von Selbstbehandlung ich durchgeführt hatte, aber eine Krankenschwester – eine eifrige NEXUS-Leserin – stand mit einem wissenden Lächeln abseits. Später, als niemand da war, sagte sie: „Ich wette, Sie haben diese Urintherapie ausprobiert, Sie alter Schlauberger – ich kenne Sie doch!“ Sie sagte, daß sie ihre NEXUS-Ausgabe in die Klinik mitbringen und auffällig herumliegen lassen würde, in der Hoffnung, daß einer der Ärzte sie zur Hand nehmen, lesen und seine eigenen Schlüsse aus dem Gelesenen ziehen würde. Bis jetzt haben wir noch keine Nachricht von unserer „Insider“-Krankenschwester erhalten. Margaret und ich haben meinen Unterarm immer noch unter ständiger Beobachtung. Es ist erstaunlich, daß ein so kleines Krebsgeschwür auf einer winzigen Körperstelle einen Menschen so schwächen und seine allgemeine Gesundheit so beeinträchtigen kann wie es bei mir der Fall war. Seit der Behandlung bin ich wieder zu Kräften gekommen, ich fühle mich wohl und gesund, und ich habe eine wunderbare Erfolgsstory zu verkünden. Duncan, ich fühle mich dieser tapferen Frau persönlich zu Dank verpflichtet, und Sie haben meine Erlaubnis, ihr eine Kopie dieses persönlichen Erfahrungsberichts zu überreichen.

Herzliche Grüße an das ganze NEXUS-Team, Robert Adams, Whakatane, Neuseeland.

Das meiste oder vielleicht überhaupt das ganze Geld in der Krebsforschung wird dafür ausgegeben, nach Heilungsmöglichkeiten zu suchen, nach einem Medikament, das Krebs zerstört. Wäre es nicht klüger, mehr Geld in die Vorbeugung gegen Krebs zu investieren?

Erst vor wenigen Monaten wurde im Fernsehen von einer Studie berichtet, die besagte, daß die Welt im Jahr 2000 frei von Krebs sein werde. Es gibt aber auch Statistiken, denen zufolge um die Jahrtausendwende jeder zwanzigste an Krebs sterben wird. Warum dieser dramatische Anstieg? Es gibt bestimmte Gründe, warum wir Krebs bekommen. Einer davon ist unsere Umweltsituation. Wir hören viel von globaler Erwärmung, Luftverschmutzung, dem Ozonloch und so weiter. Wir beklagen uns über die Schwerindustrie, Hochspannungsleitungen und andere umweltverschmutzende Faktoren. Die Medien leben von Berichten über diese Dinge – aber was können wir gegen sie tun?

Die größten Umweltprobleme sind in unseren eigenen Wohnungen und Häusern angesiedelt, und dort haben wir durchaus die Möglichkeit, etwas dagegen zu unternehmen. Elektrosmog wird immer häufiger mit Krebs in Zusammenhang gebracht. In den meisten Wohnungen ist er zehnmal so stark wie im Freien. Das Schlafzimmer ist oft vollgepfropft mit elektrischen Apparaten und Geräten wie Radioweckern, elektrischen Heizdecken, Fernsehgeräten und ähnlichem. Dabei sollte gerade im Bereich der Schlafstätte Elektrosmog vermieden werden. Der Körper sollte sich im Schlaf regenerieren können, anstatt mit einer hohen Spannung (50 Hertz-Frequenz) und dem damit einhergehenden Magnetfeld belastet zu werden.

Wenn Sie mehr darüber wissen wollen, wie wir unserer Gesundheit in unserer eigenen häuslichen Umgebung schaden, und was wir dagegen unternehmen können, empfehle ich Ihnen das Buch von Reinhard Kanuka-Fuchs, „Healthy Home and Healthy Office“, sowie mein eigenes Buch „Earthrays and Man-made Pollution“.

Wie eine amerikanische Studie zeigt, wurden bei der Behandlung von Krebs gute Ergebnisse mit Beta-Karotin erzielt. Spirulina ist das Lebensmittel mit dem höchsten Beta-Karotin-Gehalt. Wenn Sie eine Behandlung mit Beta-Karotin durchführen, sollten Sie sicherstellen, daß Sie natürliches, organisches Beta-Karotin verwenden, wie es zum Beispiel in Spirulina enthalten ist. Synthetisches und stabilisiertes Beta-Karotin ist nicht so wirkungsvoll und kann Nebenwirkungen haben. Bleiben Sie der Natur treu!

Wenn Sie mehr über Spirulina und Beta-Karotin wissen wollen, empfehle ich Ihnen mein Buch „Spirulina – Micro Food Macro Blessings".

- Kräuterunterstützung: Essiac, eine Mischung von *Klettenwurzeln (arctium lappa)*, *Rhabarberwurzel (rheum palmatum* – das ist nicht unser normaler Gartenrhabarber!), *Gartensauerampfer (rumex acetosa)* und *Ulme (ulmus fulva)* sind in den letzten Jahren in der Krebsselbstbehandlung sehr populär geworden.

Eine andere Möglichkeit der Kräuterbehandlung heißt *Papaya.*

Hier ist das bekannteste Rezept für den Saft von Papaya-Blättern. Verwenden Sie sieben mittelgroße Blätter, nicht zu jung und nicht zu alt.

Die Blätter sollten gründlich gewaschen und etwas getrocknet werden. Schneiden Sie sie wie Kohl und geben Sie sie zusammen mit 2 Liter Wasser in einen Topf. Bringen Sie das Wasser mit den Blättern zum Kochen und lassen Sie es (ohne Deckel) köcheln, bis die Wassermenge auf die Hälfte reduziert ist. Gießen Sie die Flüssigkeit ab und füllen Sie sie in einen Glasbehälter.

Das Konzentrat hält sich im Kühlschrank drei bis vier Tage lang. Wenn sich Wolken darin bilden, sollte es nicht mehr verwendet werden.

Für ein Kombucha-Getränk wird das Konzentrat nach Bedarf mit grünem Tee oder anderen medizinischen Tees gemischt.

Fermentiertes Kombucha konserviert die Eigenschaften der Papaya-Blätter auf natürliche Weise.

Die im Originalrezept empfohlene Dosierung beträgt dreimal täglich 50 ml. Das Konzentrat kann auch zu anderen Säften hinzugefügt werden.

Wenn das Papaya-Konzentrat gemeinsam mit anderen Tees fermentiert wird, wird die Dosierung anteilsmäßig berechnet. Wenn zum Beispiel ein Liter Papaya-Konzentrat und ein Liter grüner Tee zusammen fermentiert werden, wird als Dosis 100 ml (dreimal täglich) berechnet.

Manche Leute verwenden die halbreife (reife grüne) Papayafrucht (mit Samen und Haut), der man dieselbe heilende Wirkung zuschreibt wie den Blättern. Die Papaya kann mit dem Küchenmixer verarbeitet und mit anderen Früchten gemischt werden.

Weitere Informationen finden Sie in meinen Büchern „Kombucha The Miracle Fungus“ und „Kombucha – Gesund und fit mit dem Wunderpilz“.

Lähmungen

Massagen, Trinken von Urin, homöopathische Tropfen, frische Urintropfen unter die Zunge.

Langlebigkeit

Siehe Altern.

Leberbeschwerden

Kompressen auf den Leberbereich auflegen, Trinken von Urin, homöopathische Tropfen, frische Urintropfen unter die Zunge.

- Kräuterunterstützung:

Mischung A:
Odermenning 1, Wegwarte 1, Löwenzahn 2

Mischung B:
Löwenzahn 2, Holunderblüten 1, Maisbart 1

Mischung C:
Rhabarber 1, Löwenzahn 2, Berberitze 1, Erdrauch 1

Die obigen Mischungen sind sehr mild. Um die Leber stärker anzuregen, können Wermut und Tausendgüldenkraut hinzugefügt werden. Beide Tees sind sehr bitter!

Andere Tees zur Änderung der obigen Mischungen:

Labkraut, Fieberklee, Nachtkerze, Wasserdost, Habichtskraut, Hafer, Veilchenwurzel, Rotklee.

Lepra

Ganzheitliche Behandlung, Trinken von Urin, homöopathische Tropfen, frische Urintropfen unter die Zunge, Massagen, Kompressen.

Leukämie

Ganzheitliche Behandlung.

Leukoderma

Kompressen, Massagen.

Lungenembolie

Trinken von Urin, homöopathische Tropfen, frische Urintropfen unter die Zunge.

Lungenentzündung

Trinken von Urin, homöopathische Tropfen, frische Urintropfen unter die Zunge, Fasten, ganzheitliche Behandlung.

Lymphdrüsen

Stellen mit altem Urin einreiben, Trinken von Urin, homöopathische Tropfen, frische Urintropfen unter die Zunge.

Magen

Trinken von Urin, homöopathische Tropfen, frische Urintropfen unter die Zunge.

Malaria

Trinken von Urin, homöopathische Tropfen, frische Urintropfen unter die Zunge, Fasten, ganzheitliche Behandlung.

Masern

Injektionen, Trinken von Urin, homöopathische Tropfen, frische Urintropfen unter die Zunge.

Meningitis

Ganzheitliche Behandlung, Kopfkompressen, Trinken von Urin, homöopathische Tropfen, frische Urintropfen unter die Zunge.

Menopause

Trinken von Urin, homöopathische Tropfen, frische Urintropfen unter die Zunge.

Menstruation

Vaginalduschen, Bauchkompressen, Trinken von Urin, homöopathische Tropfen, frische Urintropfen unter die Zunge.

Migräne

Trinken von Urin, homöopathische Tropfen, frische Urintropfen unter die Zunge sowie Kopfkompressen und Klistier.

- Kräuterunterstützung: Mischung:

Mate 1, Jasmin 1, Ehrenpreis 1

Tees zur Änderung der Mischung:
Fieberklee, Minze, Primel.

Milz

Kompressen im Milzbereich auflegen, Trinken von Urin, homöopathische Tropfen, frische Urintropfen unter die Zunge.

Morgendliche Übelkeit

Kleine Mengen verdünnten Urin trinken. Siehe auch Schwangerschaft.

Müdigkeit

Ganzheitliche Behandlung, Trinken von Urin, homöopathische Tropfen, frische Urintropfen unter die Zunge.

Mundinfektionen

Den Mund mehrere Minuten lang mit frischem Urin spülen.

Muskeldystrophie

Massagen und ganzheitliche Behandlung.

Muskelschmerzen

Siehe Schmerzen.

Nase, verstopfte

Schnüffeln. Siehe dazu auch Erkältung.

Narben

Kompressen.

Nekrose

Kompressen, Trinken von Urin, homöopathische Tropfen, frische Urintropfen unter die Zunge.

Nervöse Spannungen

Siehe Angst.

Nesselsucht (Urtikaria)

Kompressen, Massagen.

Neurodermitis

Betroffene Hautstellen waschen, Kompressen und Trinken von Urin, homöopathische Tropfen, frische Urintropfen unter die Zunge.

Nierenprobleme

Kompresse auf die Nierengegend, Trinken von Urin, homöopathische Tropfen, frische Urintropfen unter die Zunge.

Der Urintherapeut Ramnikal Gada sagte in seinem Vortrag „*Urine therapy for kidney failure*" bei der ersten Weltkonferenz in Goa, Indien, folgendes: „*Patienten mit Niereninsuffizienz sollten alle Schritte der Urintherapie durchführen.*

Die Behandlungsmethode hängt von der Schwere der Erkrankung ab. Man sollte drei- bis viermal täglich eine halbe Tasse frischen Urins einnehmen und die Dosis dann innerhalb von 8 bis 15 Tagen auf zwei Tassen (200 ml) erhöhen. Dazu drei- bis viermal täglich die Magengegend und den Bauch und zweimal täglich den ganzen Körper mit sieben Tage altem Urin massieren. Alle 8 bis 15 Tage sollte ein Urinklistier durchgeführt werden. Der Patient sollte nach Möglichkeit nur leichte Flüssigkeiten und gut verdauliche Nahrung zu sich nehmen.

Patientin: Minal Munkund Pednekar, 32 Jahre.
Frau Pednekar, eine Krankenschwester im Chembur Hospital, Mumbai, litt unter Niereninsuffizienz. Ihre linke Niere funktionierte überhaupt nicht mehr, und die rechte nur noch zu 30 Prozent. Sie hatte große Schmerzen, denn der Urin passierte die Niere nur sehr langsam. Auch das Gehen fiel ihr sehr schwer.

Sie verwendete allopathische Medikamente, war aber mit den Ergebnissen nicht zufrieden. Drei Frauen aus einem Akupressur-Zentrum vermittelten sie an das Autourotherapiezentrum in Goregoan.

Da ihre Begleiterinnen allesamt keine Vegetarierinnen waren, gab ich ihr meinen eigenen frischen Urin zu trinken. Damals wußte sie nicht, daß das Getränk, das sie da zu sich nahm, Urin war. Nach einer kleinen Weile konnte sie wieder gut urinieren, und ihre Schmerzen ließen stark nach.

Später behandelte ich sie ein Jahr lang mit Akupressur. Sie trinkt nun regelmäßig ihren eigenen frischen Urin. Heute arbeitet sie schon wieder mehr als vier Jahre in ihrem angestammten Beruf, ohne eine einzige Dialyse. Und das mit einer einzigen, nur zu 30 Prozent funktionierenden Niere.

- Kräuterunterstützung:

Teemischung: Weidenröschen 2, Ringelblume 2, Wacholder 1, Labkraut 1, Löwenzahn 1

Andere Tees zur Veränderung der Mischung:
Berberitze, Birke, Goldrute, Frauenhaar, Hagebutte, Sarsaparill, Hirtentäschel.
Vorsicht: Zinnkraut und Wacholder sollten bei Nieren*infektionen* nicht genommen werden!

Nierensteine

Trinken von Urin, homöopathische Tropfen, frische Urintropfen unter die Zunge und Kompressen auf den Nierenbereich.

Ohrenprobleme

Ohrentropfen.

Ich erhielt den folgenden Brief:

Eines Sonntags morgen hatte meine elfjährige Tochter starke Ohrenschmerzen, wahrscheinlich, weil sie in der Woche davor zusammen mit einer Freundin zu lange in deren Pool gebadet hatte. Ich hatte kein Schmerzmittel und keine Tropfen zu Hause! Also tropfte ich ihr jede Stunde drei Tropfen ihres Urins ins Ohr, und nach etwa drei Stunden waren die Schmerzen verschwunden. RF. M.

Paradontose

Spülen.

Parasiten

Fasten, Klistier, Trinken von Urin, homöopathische Tropfen, frische Urintropfen unter die Zunge.

Pest

Vor einigen Monaten reiste ich zu einer Gesundheits-Konferenz nach Peru. Als das Thema Urin-Therapie an der Reihe war, hatten einige Delegierte Probleme zuzuhören! Manchen wurde übel, als der Referent seine Rede mit einer praktischen Demonstration begann, sich umdreht, ein Glas mit Urin fühlte und es anschließend austrank. Eine heftige Diskussion begann sofort, aber nicht über die Urin-Therapie, sondern über das Fortfahren des Vortrages. Einige waren richtig begeistert, wollten mehr darüber hören und erwähnten *Wunderheilungen* aus eigener Erfahrung. Ein Delegierter aus Südafrika, Credo Mutwa, berichtete über eine sehr interessante Begebenheit. Nicht viele Menschen erinnern sich an die schreckliche Grippe am Ende des ersten Weltkrieges, die weltweit runde 100 Millionen Menschenleben kostete und damit wesentlich mehr Menschen tötete, als der Krieg selbst. Herr Mutawa sage: *„Ein Mann hatte zwei Frauen, eine Weiße und eine Schwarze. Diese haben damals die Sterbenden in ihren letzten Tagen gepflegt und dann begraben. Jeder andere, der diese Arbeit gemacht hätte, wäre selbst bald ein Opfer der Pest geworden, aber nicht diese beiden Helfer. Sie empfahlen anderen, sofort ihren Urin gegen die tödliche Krankheit zu trinken. Viele Tausende folgten diesem Rat. Nicht eine der Personen, die Urin getrunken haben, ist an der Pest gestorben.*

Es war für mich wie ein Schock, zu hören, daß vorbeugende Urin-Therapie sogar bei einer „Pest" wie dieser wie ein Wunder wirkt. Ich erinnerte mich sofort an die Erzählungen meines Vaters, der manchmal von den sechs Särgen sprach, die im Haus seiner Eltern standen. Wenn diese damals von der Urin-Therapie gewußt hätten, wäre es unter Umständen vermeidbar gewesen, daß so viele Familienmitglieder in nur vier Tagen starben.

Trinken von Urin, homöopathische Tropfen, frische Urintropfen unter die Zunge, Fasten, ganzheitliche Behandlung.

Pickel

Betroffenen Bereich mit Urin waschen. Siehe auch Akne.

Pilzinfektionen

Kompressen, Klistier, Trinken von Urin, homöopathische Tropfen, frische Urintropfen unter die Zunge.

Siehe auch Fußflechte.

Pocken

Ganzheitliche Behandlung.

Poliomyelitis

Trinken von Urin, homöopathische Tropfen, frische Urintropfen unter die Zunge, Fasten, ganzheitliche Behandlung.

Prostata-Probleme

Kompressen, Klistier, Trinken von Urin.

- Kräuterunterstützung: Das Weidenröschen (epilobium roseum und epilobium parviflorum) wird in den alpinen Regionen Europas schon seit vielen Generationen zur Behandlung von Prostataproblemen verwendet.

Psoriasis

Massage der betroffenen Stellen, Injektionen, Anpassung der Ernährung, Lehmkompressen, UV-Behandlung.

Die Urintherapie scheint die beste Behandlungsform für Psoriasis zu sein. Dr. Rainer Holzhütter schreibt in seinem Buch „Urin heilt“ fast ausschließlich über die Behandlung von Psoriasis mit Urin, da sich alle anderen Methoden als wirkungslos erwiesen haben. Mir kam sogar ein Bericht über ein Gerichtsverfahren gegen eine Gesundheitsversicherung zu Ohren, bei dem es darum ging, daß die Versicherung die von einem Arzt verabreichten Urininjektionen bezahlen sollte. Der Kläger gewann den Prozeß, und die Versicherung mußte zahlen.

Tina White hat mir die folgende Fallstudie geschickt:

Zu mir kam eine Frau mittleren Alters, die seit zwölf Jahren unter Psoriasis – ausschließlich auf dem Kopf – litt. Sie hatte viele verschiedene Behandlungen ausprobiert, aber ohne Erfolg. Ich ging mit ihr die verschiedenen natürlichen Behandlungsmethoden durch und sprach dabei auch offen über die Urintherapie. Sie war zuerst abgeneigt, aber dann erreichte ich doch, daß sie sich für diese Möglichkeit öffnete. Also empfahl ich ihr, ihr Haar jeden Morgen zu waschen und es dann mit morgendlichem Mittelstrahlurin zu spülen. Sie sollte den Urin 20 Minuten lang einwirken lassen und ihn dann ausspülen. Zu ihrer großen Überraschung verschwand die Schuppenflechte, und ihr Haar fühlt sich wunderbar weich an.

Rheumatismus

Massagen, Kompressen, ganzheitliche Behandlung, Trinken von Urin, frische Urintropfen unter die Zunge.

Der alte Text des Darma Tantra empfiehlt in den Versen 28 und 29:

Die Extrakte von Glimmer und Schwefel sollen in Shivambu aufgelöst und regelmäßig eingenommen werden. So werden Wassersucht und Rheumatismus gelindert. Der Mensch wird stark und erlangt eine göttliche Leuchtkraft. Er genießt ein langes Leben und kann dem Tod die Stirn bieten.

- Kräuterunterstützung:

Mischung A:
Löwenzahn 2, Sellerie 1, Quecke 1, Sarsaparill 1, Maisbart 1

Mischung B:
Mate 1, Stiefmütterchen 1, Brennessel 1, Johanniskraut 1, Wildes Stiefmütterchen 1, Sarsaparill 1

Andere Kräuter zur Veränderung der Mischung:
Fieberklee, Quecke, Wasserdost, Frauenmantel, Frauenhaar, Mädesüß, Petersilie, Primel, Quassia, Löffelkraut, Weidenrinde.

Rückenschmerzen

Kompressen, Massagen.

Ruhr

Fasten und Trinken von Urin, homöopathische Tropfen, frische Urintropfen unter die Zunge.

Salmonellen

Fasten, Trinken von Urin, homöopathische Tropfen, frische Urintropfen unter die Zunge.

Schilddrüsenüberfunktion

Halskompressen, Trinken von Urin, homöopathische Tropfen, frische Urintropfen unter die Zunge.

Schlaflosigkeit

Der im Urin enthaltene *Faktor S* ist ein natürliches Schlafmittel.

- Kräuterunterstützung:

Mischung A:
Ehrenpreis 1, Johanniskraut 1, Jasmin 1, Melisse 1

Mischung B:
Primel 2, Baldrian 1, Orangenblüten 1, Passionsblume 1

Andere Tees zur Änderung der Mischung:
Kamille, Löwenzahn, Labkraut, Minze, Primel.

Schlangenbiß

Biß mit Urin auswaschen, Trinken von Urin, homöopathische Tropfen, frische Urintropfen unter die Zunge, Fasten. Alle üblichen Vorsichtsmaßnahmen anwenden.

Schock

Trinken von Urin, frische Urintropfen unter die Zunge. Wenn der Patient bewußtlos ist, kann der Urin anderer Personen – wenn möglich desselben Geschlechts – verwendet werden.

Schuppen

Urin in Haar und Kopfhaut einmassieren.

Schwangerschaft

Statt wie normalerweise angezeigt morgendlichen Mittelstrahlurin zu trinken, wird in der Schwangerschaft nach Einnahme anderer Flüssigkeiten wie Tee, Wasser oder Milch erst der dritte Urin des Tages verwendet. Manche Urintherapeuten empfehlen, in der Schwangerschaft überhaupt auf Urintherapie zu verzichten, da der Hormonspiegel ansonsten zu hoch werden könnte. John Rabich sagte in seinem Vortrag UR/94 „The Urine-Cure (Treat Yourself Therapy)" jedoch: *„Bei Schwangerschaftserbrechen erwies sich die Urintherapie als ideale Behandlung"*.

Die Entscheidung muß individuell getroffen werden. Siehe auch Kapitel *Warnungen.*

Schweißfüße

Fußbad, Socken in Urin einweichen.

Schwellungen

Massagen, Kompressen.

Schwindel

Kopfkompressen auf den Kopf und Trinken von Urin, homöopathische Tropfen, frische Urintropfen unter die Zunge.

Sexuelle Potenz

Im Urin sind Sexualhormone enthalten, und er kann verwendet werden, um das sexuelle Verlangen zu steigern. Am häufigsten werden Massagen sowie die Formen, Trinken von Urin und frische Urintropfen unter der Zunge angewendet. Homöopathische Tropfen werden aus dem ersten Urin nach dem Geschlechtsverkehr angefertigt.

Sinusitis

Schnüffeln, Trinken von Urin, homöopathische Tropfen, frische Urintropfen unter die Zunge.

Skorbut

Trinken von Urin, homöopathische Tropfen, frische Urintropfen unter die Zunge.

Sonnenbrand

Betroffene Hautbereiche waschen, vor Sonnenbad auftragen.

Spasmen

Massagen, Trinken von Urin, homöopathische Tropfen, frische Urintropfen unter die Zunge.

Streß

Trinken von Urin, homöopathische Tropfen, frische Urintropfen unter die Zunge.

Stuhlgang

Klistier und Trinken von Urin, homöopathische Tropfen, frische Urintropfen unter die Zunge.

Syphilis

Trinken von Urin, homöopathische Tropfen, frische Urintropfen unter die Zunge, Fasten, ganzheitliche Behandlung.

Taubheit

Ohrentropfen.

Tinea

Siehe Fußflechte.

Tinnitus

Ohrentropfen.

Tuberkulose

Massagen, Fasten, Trinken von Urin, homöopathische Tropfen, frische Urintropfen unter die Zunge, ganzheitliche Behandlung.

Die im Urin enthaltene Harnsäure hat eine tuberkulosehemmende Wirkung.

Im Jahr 1995 starben laut Berichten weltweit drei Millionen Menschen an Tuberkulose (Tb). Der Grund, daß diese Fälle nicht so bekannt sind, liegt darin, daß es schon einmal eine wirksame Tb-Behandlung in Form von Antibiotika gab, daß sich aber mittlerweile resistente Tb-Stämme gebildet haben, bei denen die übliche Behandlung wirkungslos ist. Seit Jahren wird vielfach davor gewarnt, Antibiotika bei harmlosen *Erkältungen* und anderen ungefährlichen Krankheiten einzusetzen. Die Urintherapie als Tuberkulosebehandlung geht auf die fünfziger Jahre zurück. Forscher in den Vereinigten Staaten von Amerika und in Schweden fanden im Urin eine unbekannte Substanz, die in der Tb-Behandlung wirksam ist. In der Folge versuchten die Forscher, durch Extraktion der aktiven Wirkstoffe ein Arzneimittel herzustellen – aber vergeblich. Warum nicht den Urin in seiner vollen Ausgewogenheit verwenden? Solange die pharmazeutische Industrie keinen marktfähigen Ersatzstoff für Tb gefunden hat, können Sie ebensogut das beste derzeit verfügbare Medikament verwenden – Ihren eigenen, kostenlosen Urin.

Typhus

Massagen, Fasten, Trinken von Urin, homöopathische Tropfen, frische Urintropfen unter die Zunge, ganzheitliche Behandlung.

T-Zellen, Beeinflussung der Zahl der

Massagen, Trinken von Urin, homöopathische Tropfen, frische Urintropfen unter die Zunge. Siehe AIDS und Krebs.

Urinieren

Trinken von Urin, homöopathische Tropfen, frische Urintropfen unter die Zunge.

Vaginalprobleme/Ausfluß

Vaginalduschen.

- Kräuterunterstützung: Sitzbäder mit Kamille, Goldenseal, Schafgarbe.

Verbrennungen

Kompressen, Massagen.

Verbrühungen

Urin flüssig oder als Kompresse aufbringen, Lehmpackung.

Verdauungsprobleme

Fasten, Trinken von Urin, Klistier, homöopathische Tropfen, frische Urintropfen unter die Zunge.

Verstopfung

Klistier oder Trinken von Urin, homöopathische Tropfen, frische Urintropfen unter die Zunge.

- Kräuterunterstützung: Senna, Löwenzahn, Berberitze, Rotklee, Eibisch.

Vertigo

Siehe Schwindelgefühl.

Warzen

Kompressen mit altem Urin, regelmäßig anwenden.

Wassersucht

Trinken von Urin, homöopathische Tropfen, frische Urintropfen unter die Zunge.

Der alte Text des Darma Tantra empfiehlt in den Versen 28 und 29:

Die Extrakte von Glimmer und Schwefel sollen in Shivambu aufgelöst und regelmäßig eingenommen werden. So werden Wassersucht und Rheumatismus gelindert. Der Mensch wird stark und erlangt eine göttliche Strahlkraft. Er genießt ein langes Leben und kann dem Tod die Stirn bieten.

Würmer

Fasten, Klistier, Trinken von Urin, homöopathische Tropfen, frische Urintropfen unter die Zunge, Lehmpackungen mit Urin, wenn die Haut betroffen ist.

- Kräuterunterstützung: Wermut.

Wunden

Frischer Urin, Kompressen, Lehmpackungen.

Zahnfleischerkrankungen

Den Mund einige Minuten lang mit frischem Urin spülen.

Zahnprobleme

Spülungen.

Dr. G.K. Thakkar, Gründer der *Water of Life Foundation* und Autor mehrerer Publikationen, sagte bei der ersten Weltkonferenz über Urintherapie in Goa, Indien, folgendes:

Die Autourotherapie hat sich bei verschiedenen Zahnproblemen und Mundhöhlenerkrankungen wie Eiterfluß, Zahnfleischentzündung, Halitose (Mundgeruch), Mundwinkelentzündung, Mundschleimhautentzündung, flacher Knötchenflechte etc. als äußerst wirkungsvoll erwiesen. Für diese einfachen, aber schmerzhaften Erkrankungen wurde bis jetzt noch keine effektive Behandlung mit permanenter Wirkung gefunden. Ganz abgesehen von anderen Krankheiten gibt es noch nicht einmal für Mundgeruch eine sichere Therapie. Mit der Urintherapie kann dieses Problem aber innerhalb einiger Tage zum Verschwinden gebracht werden. Die schlimmsten Zahnschmerzen lassen sich in nur 10 bis 15 Minuten lindern!

Durch meine ständigen Experimente und Forschungen habe ich eine Technik gefunden, die Urintherapie bei allen Zahn- und Mundproblemen mit maximaler Wirkung einzusetzen. Diese einfache und doch ganz besondere Technik funktioniert wie folgt: Füllen Sie den Mund mit frischem Shivambu und behalten Sie es im Mund, während Sie 10 bis 15 Minuten lang oder noch länger ständig spülen. Dadurch wird Shivambu vom Zahnfleisch aufgenommen und erreicht die Zahnwurzeln, wo es eventuell vorhandene Bakterien vernichtet. Durch die Wiederholung dieser Technik, bei der die Mundhöhle drei- bis viermal mit Shivambu gespült wird, lassen sich nicht nur schwere Zahnerkrankungen innerhalb weniger Tage heilen, sondern sogar lose Zähne werden wieder stark und gesund genug, um Ihnen für den Rest Ihres Lebens erhalten zu bleiben! Wir haben bei den oben genannten Zahn- und Mundhöhlenproblemen eine nahezu 100prozentige Erfolgsquote erreicht.

Anmerkung: Es wird darauf hingewiesen, daß kariöse Stellen in den Zähnen durch das Spülen mit Urin nicht repariert oder gefüllt werden. Karies sollte von einem Zahnarzt behandelt werden.

Zahnschmerzen

Gurgeln.

Zittern

Kompressen, Massagen mit altem Urin.

Zunge

Siehe Mund.

Zysten

Massagen, Kompressen.

Urin für andere Verwendungszwecke

Urin wurde im Laufe der Geschichte außer zum Heilen für viele andere Zwecke verwendet. So wurde zum Beispiel Schießpulver daraus hergestellt. Neu für mich war, daß Urin das beste Reinigungsmittel für Flecken auf Stoffen und für die Haut ist. Urin reinigt und hat gleichzeitig eine heilende Wirkung auf die Haut. Er hat keine Nebenwirkungen auf Haut und Umwelt, wie chemische Fleckenentferner sie haben. Urin ist kostenlos, immer verfügbar und kann hartnäckige Flecken entfernen, wie aus dem folgenden Brief hervorgeht:

Mein (verstorbener) Mann arbeitete 50 Jahre lang in der Pfeilwurzindustrie und später in der Bananenindustrie. Seit dem Zweiten Weltkrieg, als die Arbeitskräfte knapp waren, so daß die gesamte Erntearbeit händisch erledigt werden mußte, wird in Australien die Pfeilwurz nicht mehr kommerziell angebaut.

Der Saft der Pfeilwurz schwärzte die Hände, und die Männer konnten diese Flecken kaum entfernen. Insbesondere rund um die Fingernägel und in Hautrissen und -sprüngen hielten sie sich hartnäckig. Irgendwann erzählte ein Arbeitskollege meinem Mann, daß sich die Flecken mit Urin entfernen ließen, und so war es auch!

Helfen Sie der Forschung!

Im Laufe der letzten zwei Jahre habe ich eine Menge Informationen gesammelt, mit vielen Menschen über Urintherapie gesprochen und mir bei der Weltkonferenz über Urintherapie in Goa, Indien, drei Tage lang Vorträge über Urintherapie angehört. Wenn man unser heutiges Wissen mit dem vergleicht, das wir vor drei oder fünf Jahren hatten, wissen wir heute viel mehr über Urintherapie, aber meiner Meinung nach stehen wir erst ganz am Anfang einer langen Entwicklung.

Wir brauchen Ihre Hilfe, und wir wären Ihnen dankbar, wenn Sie uns Ihre Erfahrungen mitteilen könnten. Nur so können wir mehr darüber erfahren, wie verschiedene Menschen mit verschiedenem Hintergrund – zum Beispiel in bezug auf Ernährung oder Medikamente – auf die Urintherapie reagieren.

Wir können nicht darauf warten, daß die Regierungen Geld für die Erforschung kostenloser Medikamente wie Urin oder Wasser ausgeben (denn das wird wahrscheinlich nie der Fall sein). Ihr Feedback und die Zeit, die Sie und andere investieren, stellen die einzige Möglichkeit dar, zu unser aller Nutzen zu forschen.

Als Gegenleistung für jeden Brief, den Sie uns schicken, werden wir Ihnen einen kostenlosen Newsletter zusenden.

Vielen Dank!

Bibliographie

Aich, Tara: „Uropathy – The Miracles of Urine Therapy" Toowoomba, Queensland, Australien

Aiharam Herman: „Acid and Alkaline", George Oshawa Macrobiotic Foundation, 1544 Oak Street, Oroville, Kalifornien USA

Adiv, Immanu-El.: „On the Spiritual Aspects of Urine", Immanu-El, Jerusalem, Israel

Armstrong, J.W.: „The Water of Life", Rupo & Co., Kalkutta

Allmann, Ingeborg: „Die Heilkraft der Eigenharn-Therapie", Ariane Verlag

Bartnett, Dr. Beatrice: „Urine Therapy", Lifestyle Institute

Christy, Martha M.: „Your Own Perfected Medicine", FutureMed Inc.

Chordia, Chanchal Mal.: „Balance is Basis for Health", Vortragspapier

Dalwadi, Dr. N.N.: „Shivambu", Santoshimata Co Op Society

Gandhi, Vinoobhai G.: „Shivambu", Ghandi

Herz, Dr. (med) Kurt: „Die Eigenharnbehandlung", Karl F. Haug Verlag, Heidelberg

Holzhütter, Dr. Rainer: „Urin heilt", Ullstein Ratgeber

Höting, Hans: „Lebenssaft Urin", Goldmann

Kroon, Coen van der: „Die Goldene Fontäne", VGS

Kulkarni, S.J.: „Uropathie", 20th Congress of Natural Sciences

Nalavade, Balkrishna Laxman: „The Nectar of Life", WCAUT

NEXUS Magazine: „Urine Therapay vs. Skin Cancer“ 6/7 1996 und „Urine Therapy A Natural Alternative“ 2/3 1996. Nexus Magazine, P.O. Box 30, Mapleton 4560

Patil, Dr. S. & S.: „Integrated Approach of Urine Therapy (IAUT)“, Samyak Publication, Kolhapur, Indien

Rabitsch, John: „The Urine-Cure (Treat Yourself Therapy)“, Lecture UR/94 St. Georgen, Österreich

Rathod, V.P.: „Auto Urine Therapy“, Shree Gajanan Pustakalaya

Ramnikal Gada AUT.: „Urine Therapy in Rheumatoid Arthritis“ & „Urine Therapy for Kidney Failure“, Mahavir Clinic, Mald.

Saraswati, Dr. S.S.: „Amaroli“, Bihar School of Yoga

Schultes, R.E. & Hofmann, Albert: „Plants of Gods“, Healing Arts Press.

Shah, Hemant: „Therapeutic Medicine of some of the Components of Urine“, Vortragspapier

Sharma, R.K.: „UR News“, Bd. 1

Singh, Joginder Pal: „Personal Experience and General Guidelines“, Varsha Print

Thakkar, Dr. G.K.: „Miracles of Urine Therapy“, Water of Life Foundation, Indien

Thakkar, Dr. G.K.: „Wonders of Uropathy“, Suman Prakashan, Bombay, Indien

Thomas, Carmen: „Blick über den Zaun“, VGS, Köln, Deutschland

Thomas, Carmen: „Ein ganz besonderer Saft – Urin“, VGS, Köln, Deutschland

Thomas, Carmen: „Erfahrungen mit Urin – Briefe zum besonderen Saft“, VGS, Köln, Deutschland 1996

Tietze, Harald W.: „Back to Nature With Medicinal Herbs“ (Video 1984), Australien

Tietze, Harald W.: „Earthrays the Silent Killer“, P.O. Box 34, Bermagui South NSW 2546 Australien (1984)

Tietze, Harald W.: „Earthrays and Man Made Pollution“, P.O. Box 34 Bermagui South NSW 2546 Australien (1995)

Tietze, Harald W.: „Kombucha. Gesund & fit mit dem Wunderpilz“, mvg-verlag, Landsberg am Lech (1996)

Tietze, Harald W.: „Kombucha the Miracle Fungus“, P.O. Box 34 Bermagui South NSW 2546 Australien (1994)

Tietze, Harald W.: „Kombucha – Gesund und fit mit dem Wunderpilz“, P.O. Box 34 Bermagui South NSW 2546 Australien (1996)

Tietze, Harald W.: „Water Medicine“, P.O. Box 34, Bermagui, NSW 2456, Australien (1984)

Wallnoffer, Heinrich & Anna von Rottauscher: „Chinese Folk Medicine“, Mentor Books

Williams, Dr. David G.: „Just when you think you've heard it all, urine for another surprise“, Alternatives, Mountain Home Publishing, 2700 Cummings Lane, Kerrville, TX 78028 USA

Weltkonferenz über Autourotherapie – Zusammenfassungen:

Burroughs, Bruce: „Stay Healthy: Drink Piss“

Gandhi, Vinubhai: „Health for All by 2000 AD“

Khare, Dr. B.V.: „Diet and Shivambu“

Nakao, Ryoichi: „Mechanism of Urine Therapy“, Japan, Medical Doctors Association

Ramnikal Gada: „Urine therapy in rheumatoid arthritis und Urine therapy for kidney failure“

Shah, Hemant: „Formation of Urine“

Shah, Shri Jagdischm: „Application of Auto Urine Therapy“

Thakkar, Dr. G.K.: „Magical Effect of Urine Therapy on Dental Problems and Eye Diseases“

Internationaler Informationsdienst

Zu dem Zeitpunkt, an dem dieses Buch geschrieben wurde (Mai 1996) stellten die darin enthaltenen Informationen den neuesten Wissensstand dar.

In unserer Datenbank sind Autourotherapeuten aus vielen Ländern der Welt erfaßt. Wenn Sie einen Therapeuten in Ihrer Nähe ausfindig machen möchten, schicken Sie bitte einen adressierten Umschlag an die nachstehende Adresse, und wir senden Ihnen die Information kostenlos zu.

Newsletter

In unserem Newsletter finden Sie die neuesten Ergebnisse der Autourotherapie und anderer traditioneller Therapieformen sowie Literaturangaben.

Unser Newsletter mit dem Titel „Health for All" bringt eine Auswahl aktueller Artikel, die viele Aspekte unserer Gesundheit beleuchten. Allzu oft lesen wir von den Vorteilen eines bestimmten Medikaments oder einer Behandlungsform, ohne daß auch die negativen Seiten beleuchtet werden. Es kommt nur selten vor, daß die allgemeinen Vorteile, die langfristige Wirkung und auch die Auswirkungen offen besprochen werden.

In „Health for All" finden Sie auch kurze Zusammenfassungen der von uns kürzlich veröffentlichten Gesundheitsbücher und andere wichtige Informationen.

Damit wir Ihnen ein *Gratisexemplar* unseres Newsletters zusenden können, senden Sie bitte einen adressierten, frankierten Rückumschlag an:

Harald W. Tietze Publishing, P.O. Box 34, Bermagui NSW 2546 Australien, Tel: 0061/64/934-552. Fax: 0061/64/934-900